# 张氏医门零金碎玉微信小课堂·第二集

## ——张炳厚讲中药临床应用与鉴别

主编◎张炳厚

中国中医药出版社
·北 京·

**图书在版编目（CIP）数据**

张氏医门零金碎玉微信小课堂．第二集 / 张炳厚主编．—北京：中国中医药出版社，2021.9

ISBN 978-7-5132-6660-4

Ⅰ．①张… Ⅱ．①张… Ⅲ．①中医临床—经验—中国—现代 Ⅳ．① R249.7

中国版本图书馆 CIP 数据核字（2021）第 006657 号

**中国中医药出版社出版**

北京经济技术开发区科创十三街 31 号院二区 8 号楼

邮政编码 100176

传真 010-64405721

河北新华第二印刷有限责任公司印刷

各地新华书店经销

开本 880 × 1230 1/32 印张 8.5 彩插 0.5 字数 180 千字

2021 年 9 月第 1 版 2021 年 9 月第 1 次印刷

书号 ISBN 978 – 7 – 5132 – 6660 – 4

定价 49.00 元

网址 www.cptcm.com

**服务热线 010-64405720**

**购书热线 010-89535836**

**维权打假 010-64405753**

**微信服务号 zgzyycbs**

**微商城网址 https://kdt.im/LIdUGr**

**官方微博 http://e.weibo.com/cptcm**

**天猫旗舰店网址 https://zgzyycbs.tmall.com**

如有印装质量问题请与本社出版部联系（010-64405510）

《张氏医门零金碎玉微信小课堂·第二集》

# 编委会

國家級名老中醫張炳厚教授

教學無涯
師爲舟楫
学無止境
生似風帆

收徒儀式之慶 路志正

癸巳正月

国医大师路志正为张炳厚教授题词

中藥春苗春筍去
不盡中醫藝山藝
海藝無涯

庚寅冬月 張炳厚

# 沁園春 國醫

中醫偉業問道南陽
內難豐碑是名師授
業樓堂唱彩大醫之範
遍地流芳推陳出新改
革開放科技攻關鑄
棟梁杏林裏看樹苗
茁長桃李清香岐黃貴
在發揚繼千載創新壯
志昂有河間清瀉東垣
升陽丹溪滋養景嶽化
黃葉桂熱論吳瑭著章
溫病學說又大昌俱佳矣
今朝有志者再啟新航

戊子雪月 張炳厚

张炳厚教授墨迹 2

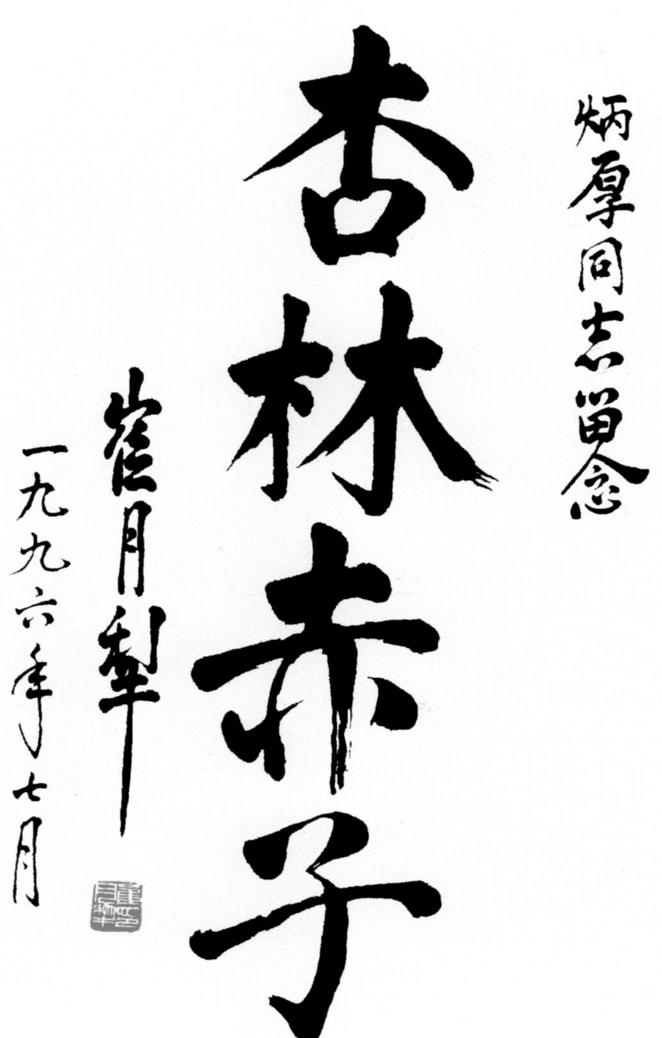


原卫生部部长崔月犁为张炳厚教授题词

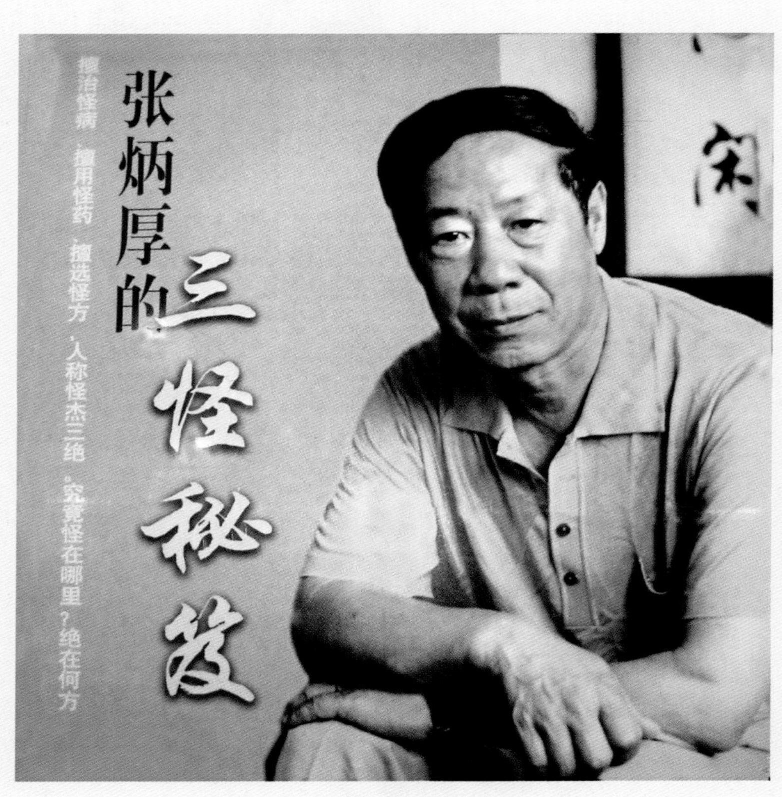
张炳厚的三怪秘笈
擅治怪病、擅用怪药、擅选怪方，人称怪杰三绝。究竟怪在哪里？绝在何方

《中华英才》插图

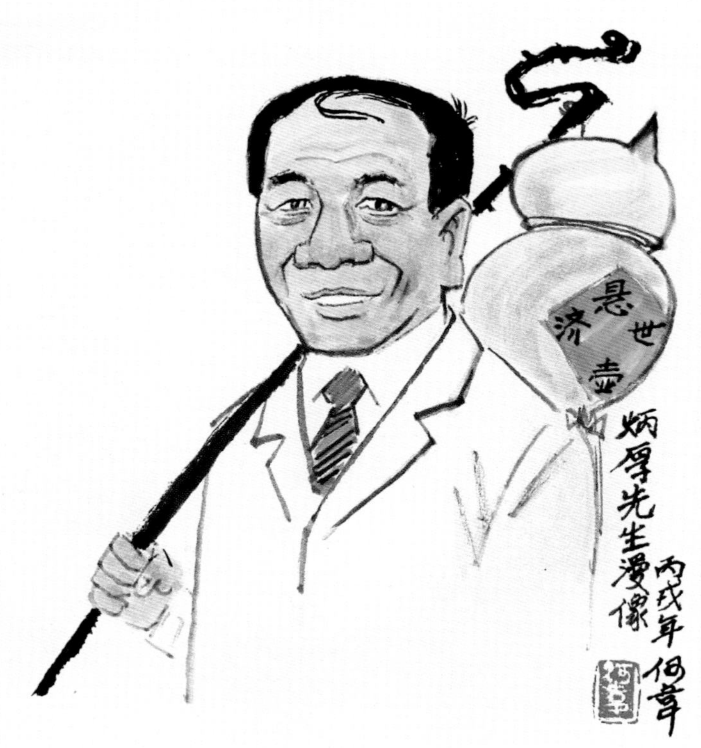


著名漫画家何伟大师为张炳厚教授画像

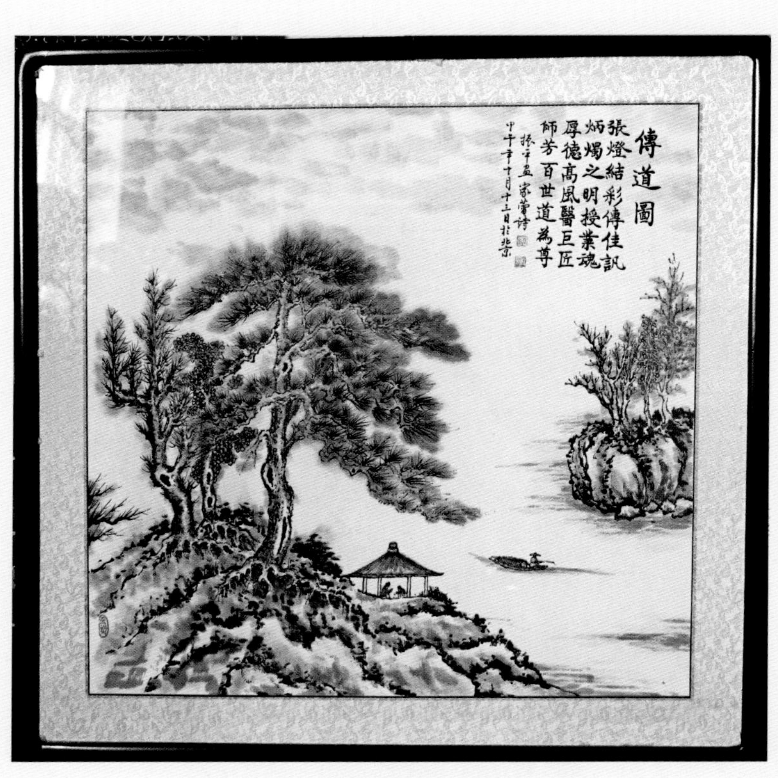


弟子杨家蕾为张炳厚教授创作传道图

# 七　绝

宽街竖坛舞南阳，
杏林茁壮橘井香，
六十春秋究岐黄，
薪火传承铸栋梁。

张炳厚贺院庆
**2016 年 4 月**

# 内容提要

本书整理了张老在“张氏医门零金碎玉微信小课堂”中的部分授课内容，包括清热药（清热泻火药、清热解毒药、清热凉血药）、祛风湿药、利水渗湿药、止咳化痰药（温化寒痰药、清化热痰药）、安神镇静药（安神定志药、养心安神药、镇惊息风药、镇痉息风药、镇肝息风药）、固涩药（敛汗涩精药、敛汗固精药、涩肠止泻药）、消导药、泻下药、解表药（辛温解表药、辛凉解表药）。以常用中药的临床应用与鉴别为着眼点，详细讲述了药物的功效主治、适用病证、配伍宜忌、前贤用法、自身经验；再以“备考”注明注意事项。精彩之处在于结合实例讲明适应范围、配伍要领、剂量变化；最后以“结语”总结该类药的特点与应用大旨。

# 孙 序

清·徐大椿《医学源流论·用药如用兵论》曰："兵之设也以除暴，不得已而后兴；药之设也以攻疾，亦不得已而后用。"当知"以草木偏性，攻脏腑之偏胜，必能知彼知己，多方以制之"，所以，医者应"选材必当，器械必良，克期不衍，布阵有方"！然而，若非深明中药之四气五味、升降浮沉者，焉能"调兵遣将"？若非深谙单行、相须、相使、相畏、相杀、相恶、相反之中药七情者，焉能组方用药？故精通中药之性味功能、巧用中药于扶正祛邪，实乃历代中医学者独家心法和慎传之秘！

素有"神医怪杰"美誉之张炳厚教授新著《张氏医门零金碎玉微信小课堂——张炳厚讲中药临床应用与鉴别》（以下简称《张氏医门微信课堂》），是印证"用药如用兵论"之可读之书、可学之书、可用之书，可谓"三新三益"之著作。

**一是立意新，有益于中医传承。**中医名家学术经验传承的不二法门是"读经典、多临床、跟名师"，但是真正"求得经典之精义、求得临床之积累、求得师门之心法"者稀有，其关键原因在于教与学皆未得其真谛。若教者照本宣科、不结合临床实际；学子死记硬背、不联系临床实际，则空入宝山、徒费时光。举如近现代以来，中医、中药分家，导致医不识药、药不知医，临床疗效日渐难显。国家中医药管理局充分认识到这是中医传承工作中的一大危机，遂于全国第三批优秀中医临床人才培训期间，进行中药辨识考试，仅仅要求具有主任医师职称的每位学员在20分钟内辨识20味中药饮片并说明其功效，结果及格者甚寡，如此何谈对中药的灵活运用？张炳厚教授有感于此，根据自身临床经验，给徒弟们补上中药临床应用与鉴别的课程，拓展传承范畴、拓宽学生视野，此立意确实新颖，使医者知药用药，有益于中医临床学术经验的传承，值得推广。故《张氏医门微信课堂》将其讲课内容汇编问世，其功大矣！

**二是内容新，有益于临证发挥**。关于中药的临床应用与鉴别，自《神农本草经》以降，论著汗牛充栋，但结合临床应用与鉴别而将中药性味功能、独家组方秘旨条分缕析、一一详明者鲜见。张炳厚教授师承秦伯未、王文鼎、宋向元、刘渡舟、王绵之、祝谌予等十余位先生，且执业中医临床已越五十余载，摒除门户之见、融合诸师所授、结合自身经验，创造了“明辨证候主次、权衡标本缓急、化裁经方时方、选用对证方药、重剂量大力专、轻剂出奇制胜、虫类毒麻巧用、偏性偏胜建功”的临床用药总诀。《张氏医门微信课堂》将临床常用中药分类列举，每类药首先总述其共性；其次以“应用与鉴别”阐明该类各药的形状、性味、功能、识别方法、适用病证、配伍宜忌、前贤能辨证化裁，灵活加减，善遣类方，善使怪方，善用怪药，善治怪病，药简量大，效如桴鼓。我们弟子侍诊抄方，处方中每味中药老师命我们皆以三字书写，如醋柴胡、寸麦冬、盐黄柏、杭白芍、怀生地、血竭面、制马钱等，以明炮制、服用方法、产地等，用药道地，功效迥异，中医药元素符号尽显方中。老师有“神医怪杰”之誉。其胆大心细、治学严谨之风足以为我辈后学效法。

我见老师善用川芎茶调散类方治疗偏头痛、疼痛三两三治疗疼痛诸证，老师诊余，不惑之处我便向老师请教。虽然老师不苟言笑，性情率直，但对于我的提问，不厌其烦，耐心解答，令我甚为感动。我在临证中常用学习到的川芎茶调散类方治疗偏头痛、疼痛三两三治疗疼痛诸证，也收效甚佳。这无不得益于老师的谆谆教诲，由是可见师承教育的重要性和价值所在。

更记得，每周三的上午，是我们张氏医门弟子汲取中医药知识的听觉盛宴。老师为广育中医才俊，在繁忙的诊务之余，不畏酷暑，不辞辛苦，精心备课。老师先从本草讲起，每次讲解数味药物，旁征博引，验之临床，倾囊相授，本草、方剂互释，令人耳目一新。在炎热的盛夏，大江南北、长城内外的张门弟子犹如畅饮甘泉，真解渴也！

张老师每次微信讲课完毕后，认真点拨、指导弟子们的听课心得、体会，且才思泉涌，不乏医文并扬之句。虽然老师每次只讲解几味中药，但因为讲的都是干货，我得好好消化一番，做完笔记后，也就到了下周一二了。虽然辛苦，但也乐此不疲，如饮甘醴。老师在赠给我他的大作《医林怪杰张炳厚》一书的扉页上嘱我："植根岐伯经典，醉心南阳精华。"勉励我矢志不渝，献身中医药事业。

"育得杏林花千树，迎来春风满园芳。"如今，朱婉华、陈进春、柳红芳、赵文景、段昱方、冯利、徐浩、魏勇军等一批弟子活跃于全国各地中医学界，为民除疾，受民称颂。而张老犹如育苗园丁，甘洒甘霖，迎来杏林满园春色。

**河北省沧州中西医结合医院　刘建**

**2016 年 4 月**

# 张炳厚教授小传

国家级名老中医张炳厚教授，1937 年出生于北京市房山区河北镇，1958 ～ 1964 年就读于北京中医学院（现北京中医药大学），毕业后长期从事中医临床、教学、科研及行政管理工作。现为第一批全国中医药传承博士后合作导师，国家中医药管理局全国老中医药专家学术经验继承工作第二、三、四批指导老师。先后担任国家中医药管理局中医肾病重点专科——北京中医医院肾病科学术带头人及大内科主任，北京市中医管理局副局长，第八、九届北京中医药学会会长、名誉会长，被聘为北京中医药大学客座教授及方剂专业、临床医学专业博士生导师，中国中医科学院学术委员会委员，全国老教授学会医药委员会常务理事，第二届全国高等中医药教育教材建设指导委员会顾问，全国高等中医药教材评审委员会顾问，《北京中医药》杂志副总编，北京同仁堂集团中医大师，北京同仁堂中医院院长、书记。国家中医药管理局设张炳厚名医传承工作室，北京市中医管理局设张炳厚名医传承工作站。

张炳厚教授早年师从秦伯未、刘渡舟等多位名家大师，熟读经典，博采众长，不拘古法，继承创新，经验丰富，疗效卓著，总结出一整套独特的辨证论治体系，其学术思想在中医界独树一帜，人称“医林怪杰”“治痛名家”。张炳厚教授以脏腑辨证为核心，用方新颖不失规律，遣药奇特不违理法，引经据典，擅用虫药。张炳厚教授精通中医内外妇儿诸科，擅治疑难怪证，尤对慢性肾病及痛证疗效显著。其研创的补肾八法及地龟汤类方（治疗慢性肾病）、川芎茶调散类方（治疗头痛）、疼痛三两三类方（治疗痛证）等独具特色，以简驭繁，被广泛用于临床，屡建奇效。

张炳厚教授鉴于中医诊治规律繁复漫散，不好掌握，影响疗效的情况，50年来，他熟读中医经典名著，综各家所长，结合临床实践，揣摩出一整套自己独特的辨证治疗规律。并提出“顺其性即为补”“补其正即为顺”的治疗原则，将其泛用于治疗八法中，尤其在补法中最为常用。

在辨证方面，力求精细入微，泛用各种辨证方法，而以脏腑辨证为核心。提出辨证五大要点：①症状全面而确切；②围绕主症进行辨证；③在疾病发展中进行辨证；④个别症状往往是辨证的关键；⑤既要辨证又要辨病。

在用方方面，无论经方、时方，纵览伤寒、温病，冶诸方为一炉，摆脱门户之见。张教授创出众多类方和通用方，以简驭繁，并将类方分为基础方和加减方。基础方多为成方或自拟经验方，治疗疾病的共性。加减方则针对不同病因病机、辨证而灵活化裁，治疗疾病的个性。张炳厚教授用方十分广泛，如以“加味滋生青阳汤”治疗高血压、三叉神经痛；以“冠心六号”治疗冠心病、心绞痛；以“加味爽胃饮”治疗肝胃不和的疾患；以“清肝利胆汤”治疗胆囊炎；以“止咳定喘汤”治疗咳喘，以“加味控涎丹”治疗胸水；以“油发煎”治疗血尿；以“清肾丸”治疗泌尿系感染。张炳厚教授还擅治温病，尤以治湿温病见长。以“三石汤”加味和“三仁汤”加味治疗无名高热，特别是“三石汤”，在2003年非典中被北京地区乃至全国普遍使用，效果甚佳。并擅用活血化瘀、涤痰滚痰法治疗多种疑难怪症。先后总结了“治肾八法及肾病的治疗经验”“冠心病治疗十法”“脾胃病的治疗经验”“肝胆病的治疗经验”“头痛的治疗经验”“咳嗽的治疗经验”等，均有论文发表。

在用药方面，无寒温攻补门户之偏，权衡临床而应用。擅用虫蚁之品、毒麻之剂，常奏意外之功。药物剂量主次分明，有时取其“量大力宏”，有时用其“轻可去实”。讲究引经报使，用方新颖，选药奇特，独树一帜，充分体现中医辨证论治的特色。

张炳厚教授性格直爽，行事有侠肝义胆，谈起遣方用药也爱用军旅兵阵做比喻。常说：“中药是兵，医生是将，有百万大军，却难得领兵之将；方剂是阵，医生是旗，阵法失灵，皆因旗子指向不明。”这既是张老师对时下中医界现状与所存问题的生动的评价、对中医后生的殷切期待，同时，也是老师自身50余年的临证心得。

药还是那些个药，方还是那些个方，为什么现在中医大夫的治病效果不如过去的老中医，常常不能令人满意呢？就是缺乏懂药、知药、善于用药的中医将才，缺乏懂方、知方、善于指挥药力方向的中医灵旗。

张老师常教导学生开好方剂的几个要点：

①知兵善任：了解、熟悉尽量多的中药药性药味，常去中药房看看，了解饮片及相关炮制。②开方时对药力的寒热温凉构成、药力的强弱大小要心中有数，用药胆大心细，务求实效。③多关注既有的成方，多背方，从成方的构成与使用中可以了解、反推具体药味的功能及使用方法。④辨证要细致，多个病因、多个脏腑合病时，一定要找到主因、主脏，遣方布阵必针对主因、主脏、主要病所。⑤方阵指向要明，对所开方剂总体药力的归经走向、升降收散要清清楚楚，要令药力直达病所或相关脏腑，辨证、立法与遣方环环相扣，不能含糊，如果军旗乱指，指挥员糊涂，所开方剂必也混乱，如何作战攻敌？怎能立竿见影？

总之，要求学生对方剂、药味要熟、要精，基本功要扎实，勤临证，多思考。

张炳厚教授具有独树一帜的风格和高超医术，对治疗心、肺、肾、脾、胃等脏腑的疾病均有很深造诣，因其卓著的疗效深受患者信任和爱戴，堪称全面继承传统，充分体现中医辨证论治特色，师古而不泥古的医林怪杰。

张炳厚教授一直致力于中医教育事业，早在 20 世纪 80 年代初，张老就开始担任北京中医医院大内科教学组长，1987 年担任大内科教研室主任，张老临床经验丰富，疗效

## 固 涩 药



## 消 导 药

## 泻下药



## 解表药

等；二为清热凉血药，如犀角、牡丹皮等；三为清热解毒药，如金银花、连翘等。使用清热药时需注意分气血虚实，从整体病情决定主次先后，如有表证者，先解表后清里，或表里同治；如气分热兼有血分热者，用气血两清法。清热药多寒凉，易损阳气，故阳气不足者慎用，对阴盛格阳、真寒假热者，尤须明辨，不可妄投。

# 清热泻火药

**石膏：清热泻火，除烦止渴，拔毒生肌。**

【性味、归经】辛、甘，大寒。归肺、胃经。

【应用与鉴别】

1. 用于清热，泻火，生津。生石膏有强烈的清热泻火生津功效，善于清气分实热，治疗肺胃大热、壮热烦渴、大汗出、脉洪大有力等实热阳亢之症。如《伤寒论》之白虎汤，即石膏配粳米、知母、甘草组成，方中生石膏清阳明经之热，除热盛烦渴，为方中君药。我没有单独应用白虎汤治疗过发热，因为我有更好的清热方剂，如《温病条辨》之三石汤，组成为生石膏、寒水石、飞滑石、竹茹、杏仁、通草、金银花、金汁。下面我举个例子，病人是青海省西宁市人，曹某，初诊为2015年11月12日，主诉发热25天，兼胸闷，在当地治疗，体温38.5℃，给予输注阿昔洛韦及抗生素，治疗无效，体温持续在38.3～38.5℃，查白细胞曾经高过，肺部CT未见异常。后在协和医院治疗，诊断不明确，当时症见发热38.6℃，夜间明显，乏力，稍有汗出，咳嗽，少量白痰，胸闷喘憋，喜冷饮，舌苔黄、中根腻，脉细滑数。根据病情，辨证为湿热蔓延三焦，重在下焦，法宜清利三焦，辛凉解表，寒凉清解。方药为三石汤合犀角地黄汤加味治疗，其中以玳瑁粉代替犀角，加知母和熟大黄，服 5 剂后，汗出热退，体温正常，乏力明显减轻，偶有胸闷，大便偏干，用前方去熟大黄，加麦冬 20g，继服 5 剂，体温一直正常，其他症状均消失，后来没有随访。

2. 用于温热病，壮热不退，胃火旺，且血热炽盛导致气血两燔发生斑疹，症见神昏谵语等。如《温病条辨》之化斑汤，即白虎汤加犀角、丹参，以石膏为君药的白虎汤清阳明盛热，犀角、丹参凉血解毒。

3. 用于清肺平喘。石膏辛寒，清泄肺热，有较强的清肺作用。如《伤寒论》之麻杏甘石汤，即石膏配麻黄、杏仁、甘草成方，治疗外感风邪，身热不解，咳逆气急，鼻扇而喘。方中重用生石膏以清肺中之盛热，肺热得以清泄，其咳喘自止。刘渡舟老师用麻杏甘石汤是很讲究的，麻黄和石膏的用量，比例是麻黄：石膏必须大于 1 ∶ 3，如麻黄用 3 钱，石膏必重用 1 两以上，如此麻黄、石膏两味发汗药均不发汗，而重在清热平喘，使该方平稳而效佳。我学了后受益终身，但我治疗热喘时经常重用麻黄 8 钱以上，石膏最多用至 1 两 2 钱，均效果增而无弊。

4. 鉴别。①石膏煅过之后，有效成分就消失，石膏宣散之性变为收敛，已失去清热功能，故内服必须生用。②石膏本为石质，不轧细则煎不透，石膏应先煎数十沸，再入他药共煎。③服石膏药剂，需温服，多次，徐徐缓服，使药力常停在中上焦，既能达到预期治疗效果，又不至寒凉下侵，发生滑泄。④服石膏药剂后应适当盖被子，以便里热外透。⑤石膏是石质，甚重，必须重用 1 两以上，始能奏效。如实热盛，火内炽者，则常用到4两到半斤。

【用量】15～60g。外用适量。

今天课就讲到这，请大家好好复习，尤其是清热药的总论部分。

## 张炳厚

2016-4-27

各位学子，张氏医门零金碎玉微信小课堂第33讲。

**寒水石：清肺胃，除烦止渴，解气分热，治卫气兼病。**

【性味、归经】辛、咸，寒。归心、胃、肾经。

【应用与鉴别】

1. 用于热病壮热、烦渴、口渴、脉实等症。寒水石辛甘大寒，故能治疗壮热，袪烦止渴，常与生石膏同用。如《太平惠民和剂局方》之碧雪丹，治疗天行时疫、发狂昏聩、口舌生疮、咽喉肿痛等症，其中对口舌生疮、咽喉肿痛多有良效。有些儿科老中医特别喜欢用，特别是婴儿多用，婴儿用药讲究少而灵，使用方便，我亲眼看见中医儿科大家北京中医医院的周慕新、西苑医院王伯岳二老就常用碧雪丹，方剂组成为寒水石、石膏、朴硝、青黛、甘草、硝石，现在此成药是否还有实在不清，因为现在好多好药，不挣钱，药厂就不生产，这对中医实在是一个极大损失。

2. 用于清气分壮热，卫气同治。如《温病条辨》之三石汤，组成为生石膏、寒水石、滑石、竹茹、杏仁、金银花、通草、金汁，治疗暑温湿热蔓延三焦，以热为主，主症是高热持续不退，它的发热特点是体温常在39～40℃，下午开始，体温逐渐上升，至午夜尤甚，发生壮热，服清热镇痛药后汗出热减，随即又热，壮热，热至天明其势自缓，翌日又出，天天如此，兼心烦、口渴、汗出，舌苔微黄而滑，脉浮滑数。举例：1976 年我在西苑医院进修，当时有两个女院长，都是老革命，老太太，其中一位院长有一个孙子发热在 39.3 ～ 40℃，已经 3 天了，经老中医岳美中、王文郉、赵锡武会诊，共同出了一个方子，服药 24 小时后热势丝毫未减。我当时就说这个热要吃我的药，用 3 剂即可热退，当时说话也不注意，也算我毛遂自荐，拟方三石汤加减，生石膏 1 两半加知母 5 钱，因为大便干，水煎服，一天 2 剂，分温四服，就是 10 点、15 点、20 点、次日凌晨 5 点各一次，当天 20 点体温在 38℃左右，比以往这个时间低多了，午夜时体温不仅不升，反而降到 38℃以下，凌晨到了 37℃。二诊时将石膏减到 1 两，知母减至 3 钱，加南沙参、北沙参各 5 钱，共服 3 剂药，经治 30 余小时，热退症瘥。这里讲到服药一天吃 2 剂药，我遇见有些病经常需要这样，发高热时常用，比如泌尿系感染、肾盂肾炎，小便一天一夜超过 20 次以上的，我都会一天吃 2 剂药，或两天吃 3 剂药，一天吃 2 剂药就是早晨起床、下午 2 点、晚上饭前、睡前各一次，经常是不必换药，只要增加次数，效果一样很好。

3. 用于利窍消肿。寒水石味咸固肾，性寒清热，故能利窍消肿，常与车前子、滑石、冬葵子等药同用，治疗各种湿热水肿的病证。

4. 用于丹毒烫伤。煅寒水石清热泻火，有缓解炽热疼痛之效，故能治疗小儿丹毒、皮肤红热以及水火烫伤，可煅为末，醋调服，涂患处。

清利

在中焦；*滑石*清利三焦，

给予出路，要开门驱寇，不能闭门留寇。石膏、

邪的路是发汗，滑石是利小便。②寒水石主治与石膏大同小异，唐宋时期有医家认为寒水石就是*石膏*，后世才把二者分开，我认为十分高明。石膏洁白坚硬，寒水石松软，用手捏揉则碎，入水即化，内有细纹。

【用量】10 ～ 15g。外用适量。

……干咳少痰

……母丸，即以知母配贝母

……咳重时常用此方，常以川贝母与

……效果甚佳。

2. 用于中清阳明独盛之热。知母甘寒质润，善清肺胃气分之实热，除烦止渴，治疗温热病邪热亢胜，壮热烦渴、脉洪大等肺胃实热之证，常与石膏相须为用，如《伤寒论》之白虎汤，方中知母为臣药，主要功能是清热养阴，以治肺热消渴。

3. 用于下润肾燥而滋阴。治疗阴虚消渴、肠燥便秘。知母有滋阴润燥、生津止渴之功，宜用于内热伤津，口渴隐隐之消渴症，常与天花粉、麦冬、黄连等清热生津药同用，或再加茯神、粳米、猪肚等药，如《三因极一病证方论》之黄连猪肚丸。《医学衷中参西录》之玉液汤，即知母配天花粉、葛根、五味子、山药、黄芪、鸡内金成方，治疗消渴症，可谓是张锡纯的得意之方。

4. 用于泻肺滋肾。治疗阴虚火盛、骨蒸劳热、盗汗、心烦、咳血等症，与黄柏同用，配滋阴药中，如《医宗金鉴》之知柏地黄丸，即知母、黄柏、熟地、山萸肉、山药、泽泻、牡丹皮、茯苓成方。再如朱丹溪之大补阴丸，即知母配黄柏、熟地黄、龟板为末，猪髓蒸熟和蜜为丸，主治同知柏地黄丸。大补阴丸与知柏地黄丸主治不同的是善治阴火亢胜者，除知柏地黄丸见症，还可以见到烦热而饥，足膝痛热，舌红少苔，尺脉数而有力。

5. 用于妊娠子烦。因服药导致胎气不安，烦不得卧者，如《产乳集验方》即知母、红枣肉研末为丸，米汤送下。

6.《用药法象》载知母“泻无根之肾火，疗有汗之骨蒸，止虚劳之热，滋化源之阴”。

7. 鉴别。①知母清胃家实热，黄柏清下焦湿热。②知母清胃热，守而不走；石膏清胃热，走而不守。

【备考】

①知母滑肠，医者须慎用，凡脾虚便泄，肾虚无实火者禁用。②虚损之证，不可纯用苦寒，知母苦寒也，尚未成虚劳之热，可用以苦补肾之法，但必须盐水炒之。

【用量】6 ～ 12g。

张炳厚
2016-5-18

各位学子，张氏医门零金碎玉微信小课堂第35讲。

**栀子：清心肺之上焦实热，清血分郁热。**

【性味、归经】苦，寒。归心、肝、肺、胃、三焦经。

【应用与鉴别】

1. 用于热病烦闷。栀子苦寒清降，清泻三焦火邪，有清心除烦之效，治疗温热病，邪热客心，心烦郁闷，燥扰不宁等症，每与淡豆豉同用，以宣泄热邪，解郁除烦。如《伤寒论》之栀子豉汤，先煮栀子，后纳淡豆豉再煮，去渣温服，治疗伤寒汗吐后，心中懊恼，虚烦不得眠。若火毒炽盛，高热烦躁，神昏谵语，三焦俱热者，常与黄芩、黄连、黄柏同用，以直折火势，如《外台秘要》之黄连解毒汤，即黄芩、黄连、黄柏、栀子成方，治疗一切火热、烦躁狂乱、口燥咽干、大热呕吐、错语不眠等症。本方泻火解毒，故又治吐衄热盛发狂，外科疮疡疔毒均可应用。

2. 用于湿热黄疸。栀子能清利肝胆湿热而退黄疸，治疗肝胆湿热郁结所致的黄疸、发热、小便短赤等症，多与茵陈、黄柏同用，如《伤寒论》之栀子柏皮汤，治疗伤寒身热发狂者。

3. 用于血热吐衄。栀子又有清热凉血解毒之功，治疗因血热妄行引起的吐血、衄血、尿血等症，常与白茅根、生地黄、黄芩等同用。再如《简易方》单用栀子内服治疗鼻衄，再如《备急千金要方》单用栀子外敷，治疗火疮或酒糟鼻。

4. 用于疮疡脓肿，跌打损伤。栀子有凉血解毒之效，故又能治疗热毒肿毒，红肿热痛，多配伍金银花、连翘、蒲公英等药同用。

5.《本草衍义补遗》载栀子“泻三焦火，清胃脘血，治热厥心痛，解热郁，行结气”。我临证治疗抑郁症、焦虑症，每每加入生栀子或栀子豉汤，颇有疗效。

【用量】6 ～ 12g。

**张炳厚**
2016-5-25

各位学子，张氏医门零金碎玉微信小课堂第 36 讲。

**龙胆草：清泻肝胆实火，清下焦之热。**

【性味、归经】苦，寒。归肝、胆、胃经。

【应用与鉴别】

1. 用于肝经湿热郁火。龙胆草苦寒沉降，入肝经，治疗肝经湿热郁火导致的肝火头痛、胸胁疼痛等症。如《太平惠民和剂局方》之龙胆泻肝汤，即龙胆草、黄芩、栀子、泽泻、柴胡、木通、车前子、当归、生地黄、甘草成方，主治肝经实火、胁痛耳鸣、目赤口苦、耳鸣、耳肿及肝经湿热下注，小便淋浊、阴痒囊肿、囊痈便毒，方中龙胆草为君药，主要是泻肝胆实火，除下焦湿热。

2. 用于肝经热盛。龙胆草清泻肝经实火，多与牛黄、钩藤、黄连等药同用，如《小儿药证直诀》之凉惊丸，即以龙胆草配黄连、牛黄、钩藤、青黛、冰片、麝香、防风成方，本方清肝息风，治疗肝经热盛，热极生风所致以高热惊厥、手足抽搐为主症的急惊风。

3. 用于湿热下注。本品大苦大寒，清热燥湿，尤善清下焦之湿热，湿热下注之阴肿阴痒、妇人带下黄稠、男子阴囊肿痛、湿疹、痒疹等症，包含性病。常与黄柏、苍术、苦参等药配伍。我临证常用《丹溪心法》之二妙散，即黄柏、苍术成方，近代多为末，水泛为丸，即二妙丸，酒水送服。如改为汤剂，可加入龙胆草治疗上述湿热下注诸症。我临床用东垣《兰室秘藏》的当归拈痛汤，即当归、羌活、防风、升麻、猪苓、泽泻、茵陈、黄芩、葛根、苦参、知母、甘草、苍术、白术，疮疡湿热皆适应，治疗上症时均应加龙胆草，我的经验是对以上湿热下注之证，用二妙丸合当归拈痛汤加龙胆草治疗，优于其他方剂，包括《太平惠民和剂局方》的龙胆泻肝汤。昨天门诊我还用此方治疗单纯疱疹病毒、女性的性病，正在观察疗效。

4. 龙胆草秋季开花，得金令司权，肺与大肠能治木，克制肝胆，且味苦如胆，故专泻肝胆之火，凡属肝胆经热邪为患，用之甚妙。其气味厚重而沉下，善清下焦湿热，若囊肿、便毒、下疳及尿涩滞、男子阴挺肿胀或光亮出脓或茎中痛痒、女子阴癃作痛或发痒生疮（以上泛指性病），宜龙胆泻肝汤重用龙胆草 20g，以生甘草 30g 反佐之，皆苦寒胜热之治也。

【备考】

龙胆草苦如胆汁，性味大苦大寒，多用则败胃，且不易口服，应以甘草反佐之，以矫其味。龙胆草用酒浸则上行外行，以柴胡为君，龙胆草为使，龙胆草用量宜小，3g 即可，二者配伍为治疗眼科疾患必用要药，在眼科广泛应用，效果甚佳。

【用量】3 ～ 6g。

**张炳厚**

2016-6-8

各位学子，张氏医门零金碎玉微信小课堂第37讲。

**黄芩：清上焦肺火，泻中焦湿热，清热凉血安胎。**

【性味、归经】苦，寒。归肺、胆、胃、肝、大肠经。

【应用与鉴别】

1. 用于肺热咳嗽、热病烦渴。黄芩清肺火及上焦实热，若黄痰内结，咳嗽痰黄稠厚胶黏，甚则气急呕恶，胸膈痞满，或发热，或惊悸，不得安卧，小便短赤，舌质红，苔黄腻，脉滑数，可用《医方考》之清气化痰丸，即黄芩、陈皮、杏仁、枳实、瓜蒌仁、茯苓、胆南星、制半夏成方。也可用单味黄芩治疗肺热咳嗽，如《证治准绳》之黄芩散，就是用单味黄芩治疗。

2. 用于中焦郁热。治疗壮热烦渴，面赤口燥，尿赤便秘，舌苔黄，脉数，常与薄荷、栀子、大黄等药同用，以泻火通便。如《太平惠民和剂局方》之凉膈散，即黄芩配大黄、芒硝、栀子、连翘、甘草、薄荷、竹叶成方。黄芩兼入少阳胆经，常与柴胡同用，如《伤寒论》之小柴胡汤，即柴胡配黄芩、人参、半夏、甘草、生姜、大枣成方，本方有和解少阳之功，主治伤寒少阳证，往来寒热，胸胁苦满，口苦咽干，亦治妇人伤寒，热入血室。热入血室即月经期间感受风寒，引起发热等症。

3. 用于清利下焦湿热。黄芩苦寒，寒能清热，苦能燥湿，故能清胃、肺、肝胆、大肠湿热。若大肠湿热，泄泻痢疾，可与葛根、黄连等药同用，如《伤寒论》之葛根黄芩黄连汤，即黄芩配葛根、黄连、甘草成方，功用在于解表清里。再如《温病条辨》之加减芩芍汤，即黄芩配伍芍药、黄连、厚朴、木香、陈皮等药，治疗热利，后重腹痛。若胃气不和，心下痞，肠鸣下利，可用《伤寒论》之半夏泻心汤，即黄芩、半夏、干姜、人参、甘草、黄连、大枣成方，本方辛开苦降，和胃降逆，开结散满。我自拟方清肝利胆汤，即黄芩、柴胡、茵陈、枳壳、广木香、陈皮、青皮、半夏、川楝子、延胡索、川厚朴、白芍成方，治疗肝胆湿热郁阻，胁脘痞闷，口苦咽干，特别对肝胆湿热导致的胆囊炎、胆绞痛均有卓效。

4. 用于湿温、暑温。黄芩苦寒，清热燥湿，尤其能清中上焦湿热，治疗湿温、暑温。若湿热郁阻，胸脘痞闷，恶心呕吐，身热不扬，舌苔黄腻，多与滑石、白蔻仁、甘草等药同用，如《温病条辨》之黄芩滑石汤，即黄芩、滑石、茯苓皮、大腹皮、白蔻仁、通草、猪苓成方。

5. 用于清热止血。本药有清热凉血止血之功，可治疗火毒炽盛，迫血妄行的各种出血症，如吐血、便血、衄血、血崩等。代表方剂为《金匮要略》之泻心汤，即黄芩配黄连、大黄，效果为佳。

6. 用于痈肿疮毒。黄芩有清热解毒之功，主治火毒炽盛的疮疡肿毒。如《梅师方》用黄芩为末，或鲜黄芩叶嘴嚼，外涂患处，均可治疗。也可以黄芩配金银花、连翘、牛蒡子、板蓝根同用。

7. 用于清热安胎。黄芩有清热安胎之功，治疗怀胎蕴热，胎动不安等症，如朱丹溪常以黄芩配白术治疗胎热不安。《金匮要略》提出妇人怀孕，常服当归散，即当归、黄芩、芍药、川芎、白术成方，取黄芩清热安胎之功。

8. 黄芩气寒味苦，色黄带绿。苦入心，寒胜热，泻心火，治脾之湿热，一则金不受刑，二则胃火不流入肺，即所以救肺也。黄芩得酒上行，得猪胆汁除肝胆火，得柴胡退寒热，得芍药治下利，得桑白皮泻肺火，得白术安胎。

9. 鉴别。黄芩之根，老者中空而枯，称为枯芩或皮芩，体轻而浮，专泻上焦之火，主治膈上热痰，咳喘发黄；黄芩之根，新者中实而尖，称为子芩或条芩，体重主降，主泻大肠下焦之火，主治小腹急胀、湿热痢疾等症。

【用量】3 ～ 10g。

**张炳厚**

2016-6-28

各位学子，张氏医门零金碎玉微信小课堂第38讲。

**黄连：清心火，燥脘湿，清内热，解热毒。**

【性味、归经】苦，寒。归心、肝、胃、大肠经。

【应用与鉴别】

1. 用于清心除烦。治疗心火亢胜、烦躁不眠，如心热神烦、神昏谵语等症。如《兰室秘藏》之安神丸，又名朱砂安神丸，即黄连、朱砂、生地黄、当归身、甘草成方，以朱砂重镇宁心安神，以黄连苦寒直折心火，治疗心神烦乱、怔忡、兀兀欲吐、胸中气乱而热、有似懊侬之症，治疗热病余热未尽、心烦不眠，如《伤寒论》之黄连阿胶汤，即黄连配黄芩、阿胶、芍药、鸡子黄成方，我自拟的黄连阿胶安寐丸，即上方加麦冬、生地黄、甘草、麻子仁、柏子仁、炒酸枣仁、珍珠母、紫贝齿成方，治疗肾阴虚，心肾不交导致的心烦不寐、多梦盗汗、腰腿酸软、夜半咽干等症，其效神佳。服药时间，在2点以后，及睡前半小时各服一次，晚上用中药汤加热将鸡蛋黄冲服，下午2点那次不加鸡蛋黄，效果很好。《外台秘要》之黄连解毒汤，即黄芩、黄连、黄柏、栀子成方，治疗一切火热烦躁狂乱、大热干呕、口苦咽干、错语失眠、吐血衄血、热甚发狂。

2. 用于清热燥湿。治疗胃肠湿热之呕吐、泄利、痔疮等症，如王孟英的黄连橘皮竹茹半夏汤，《丹溪心法》的左金丸，即黄连配吴茱萸成方，都以黄连主治热呕。又为治热利要药，如《备急千金要方》《肘后备急方》均单用黄连一味治疗热利，《兵部手集方》之香连丸，以木香配黄连成方，治疗热利、下利赤白、里急后重等症。《伤寒论》之葛根黄芩黄连汤，即葛根、黄芩、黄连、甘草成方，治疗身热下利、胸满烦闷、口渴喘而汗出者。

3. 用于泻火解毒。黄连无论内服外用，均有甚强的泻火解毒之功，尤其对口舌生疮、耳目肿痛、火毒痈疮效果尤佳，单用即可取效，或合明矾外吹，治疗耳内生疮，再加乳香、薄荷，治疗口疮。黄连浸鸡蛋白滴眼，治疗火盛目赤。《外台秘要》的黄连解毒汤及《外科正宗》之黄连解毒汤，《外科正宗》之黄连解毒汤是在前方的基础上加牛蒡子、连翘、甘草，均治疗疔毒内攻，烦闷恍惚或其他实热毒盛的痈毒症。

4. 用于消渴。黄连有极强的清热泻火之功，故能治疗实热的消渴症。据我了解，以黄连为主治疗消渴病，如《丹溪心法》之消渴方，即黄连、天花粉、生地汁、藕汁、牛乳成方，治疗上焦病，方中重用天花粉生津清热，以黄连清心降火。一般来讲，方中君药是用量最大的，但此方中天花粉可以用 30 ～ 50g，但君药黄连不可能用如此大量。症状为烦渴多饮，脉洪数，皆为火旺伤津。大补阴丸中以黄柏 8 钱为君药，治疗因火旺引起的阴虚，去火才能保阴，因此消渴方用黄连为君药是有一定道理的。

5. 用于血热妄行的吐血、衄血。《金匮要略》之泻心汤，即黄芩、黄连、大黄成方，以泻心汤之苦寒泻火化热之功，治疗诸般邪火内炽，迫血妄行之血证。

6. 黄连功用有六：一泻心火；二祛中焦湿热；三治赤眼暴发；四治胃肠出血；五祛风湿；六诸疮必用。

7. 鉴别。黄芩、黄连、黄柏功用各有不同，清心火则黄连为胜，泻肺火则黄芩独优，清下焦湿热黄柏擅长。

【用量】1 ～ 5g。

**黄柏：清热燥湿，泻火解毒，除热益阴，为肾家要药。**

【性味、归经】苦，寒。归肾、膀胱、大肠经。

【应用与鉴别】

1. 用于清热燥湿。黄柏苦寒沉降，故能清热燥湿，治疗湿热郁结所致的下利、带下、黄疸、足肿痛等症，治痢之功类似于黄连，如钱乙之黄柏丸，即以黄柏配芍药，治疗痢疾下血症。《伤寒论》之白头翁汤，即白头翁配黄柏、黄连、秦皮组成，治疗热利下重、腹痛、便脓血、肛门灼热等症。如《伤寒论》之栀子柏皮汤、大黄芒硝汤，治疗湿热发黄。《傅青主女科》之易黄汤，即黄柏配芡实、车前子、白果，治疗湿热带下色黄之症。《丹溪心法》之二妙散，即黄柏配苍术，治疗湿热下注、筋骨疼痛、下部湿疮、关节肿痛及湿热成痿者。我刚上大学时，好多杂志都纷纷登载文章，百家争鸣，谈二妙、三妙、四妙方，当时风行一时。

2. 用于泻火解毒。黄柏既清热燥湿，又能泻火解毒，治疗疮疡肿毒，内服外用均可，内服多与黄连、栀子同用；外用如《梅师方》以黄连、黄柏为末，与鸡蛋清外涂，治疗乳痈及发背初期微赤者，用鸡蛋清或猪胆汁外敷，效果同上。《子母秘录》以黄柏为末，同轻粉调猪胆汁，擦敷患处，治疗臁疮、热疮。

3. 用于退虚热、盗汗、遗精。黄柏长于退相火虚热，治疗盗汗常与知母配伍。如《医宗金鉴》之知柏地黄丸、《丹溪心法》之大补阴丸，大补阴丸即以黄柏、知母清热，龟板滋阴潜降，治疗阴虚火旺、骨蒸劳热、盗汗咳嗽、咯血吐血、烦渴易饥、足膝痛热等症。黄柏配砂仁、甘草名封髓丸，治疗虚火妄动、肾精易泄，我常与封髓丸加入大补阴丸或知柏地黄丸中，治疗中青年男子前列腺炎兼有遗精黄浊者。

4. 黄柏功用有六：一除下焦湿热；二泻膀胱癃火；三利小便不通；四治痢疾见血；五治脐中痛；六补肾中不足，壮骨髓。

5. 黄柏得知母滋阴降火，得苍术除湿清热，为治痿之要药。得细辛泻膀胱之火，对于这点，《黄帝内经》云“肾苦燥，急食辛以润之”，肾怕燥，就食辛润之，所有药物，只有辛能开腠理，腠理开，膀胱也就开了，气化功能正常，尿出尿了，膀胱之火则泄。

6. 鉴别。黄芩泻肺火于上焦，黄连泻胃火于中焦，黄柏泻肾火于下焦，栀子通泻三焦之火，从膀胱而出。

【备考】

①黄柏与黄连相同之处为均能清热解毒，强脾降胃。②《黄帝内经》记载“肾欲坚，急食苦以坚之”，坚即为补，《丹溪心法》之大补阴丸用黄柏深合此旨。

请大家复习了解“肾欲坚，急食苦以坚之”这段经文，《丹溪心法》的大补阴丸用黄柏就符合这段经文之意。

【用量】3 ～ 10g。

张炳厚

2016-7-12

各位学子，张氏医门零金碎玉微信小课堂第39讲。

**芦根：清肺胃，生津止咳，祛痰排脓。**

【性味、归经】甘，寒。归肺、胃经。

【应用与鉴别】

1. 用于清热烦渴。芦根甘寒质轻，清透肺胃气分实热，并能养阴生津，止渴除烦，而无敛邪之弊。用于热病伤阴、烦热口渴或咽干舌燥少津之症，常与天花粉、麦冬等药同用。

2. 用于清肺热咳嗽、肺痈、吐脓血。芦根甘寒多液，能清透肺热，祛痰排脓，治疗肺热咳嗽，如《温病条辨》之桑菊饮，即桑叶、菊花、杏仁、桔梗、甘草、薄荷、芦根、连翘成方，治疗温病初起，身热不甚，口渴者。方中芦根的主要作用是清热生津而止渴。如咯痰黄稠，芦根多与瓜蒌、贝母、黄芩同用。治疗肺痈吐浓痰，宜用《备急千金要方》之苇茎汤，即苇茎、生薏仁、瓜瓣、桃仁成方，本方以苇茎清肺泻热，为治肺痈之要药，桃仁逐瘀以行滞，生薏苡仁清利湿热，瓜瓣涤痰除脓。此方药物组成看似平淡，但其清热化痰，逐瘀排脓之功却非常全面，以其病在上焦，故皆为清化之品。近代医者多以芦根代替苇茎，我临床常用此方治疗支气管扩张、肺气肿、肺癌及各种癌症，常常加入此方效果显赫。曾有一例病人支气管扩张，某大医院说需要手术，病人拒绝，经我用苇茎汤加味治疗数月，未手术而症状减轻，病情基本控制。方中瓜瓣（冬瓜仁）清热渗湿，化痰排脓，生薏苡仁上清肺部郁热，下导肠之积垢。

3. 用于清暑热。芦根能清泄暑热而止呕。如《肘后备急方》常用单味芦根治疗呕吐。《备急千金要方》以芦根配竹茹、姜汁、粳米治疗呕哕。《温病条辨》之五汁饮，即鲜芦根汁、荸荠汁、鲜麦冬汁、梨汁、藕汁组成，治疗温热病热盛伤津、口渴等症。

4. 芦根利尿，透疹。芦根配白茅根、车前子等治疗小便短赤、热淋涩痛，包括泌尿系感染和肾盂肾炎等属湿热者。芦根配薄荷、蝉蜕等治疗麻疹透发不畅，也甚有效果。

5. 芦根甘寒无毒，能下气，甘能益胃和中，寒能清热降火，热解，胃和，津液流通则渴自止矣。火升胃热则反胃，呃逆则不下食，上症宜用芦根清热降火而达到治疗目的。

6. 鉴别。①白茅根细小，偏清血分之热；芦根粗大，偏清气分之热。②芦根与天花粉均治气分之津液不足，舌质正常，为伤阴之轻者；石斛清阴分之津液不足，舌质红绛，为伤阴之重者。

【备考】

芦根又名苇根，无穗者为芦，长成者为苇。

【用量】15 ～ 30g。

**青蒿：清热凉血，解暑，退虚热，治疟疾。**

【性味、归经】苦、辛，寒。归肝、胆、三焦、肾经。

【应用与鉴别】

1. 用于清热凉血。青蒿养阴透热，治温热之邪入阴分，如《温病条辨》之青蒿鳖甲散，即青蒿、鳖甲、生地、知母、牡丹皮成方，治疗温病后期余热未解、夜热早凉、热退无汗。青蒿在方中主要作用是芳香清热，透热，引邪外出。《温病条辨》说邪热在阴分则夜热早凉，热退无汗，热自阴来者，青蒿鳖甲汤主之。夜热早凉是邪热伏于阴分，不能单用滋阴，更不能苦寒直折，若用滋阴则敛邪，苦寒能化燥伤阴，皆于病情不适，需要一面养阴，一面透热，使阴复则足以制火，邪去则热自退，壮水之主以制阳光也。本方旨在使深伏阴分之邪透出阴分而解，青蒿功在引邪外出。

2. 用于退虚热，治疗骨蒸劳热。《卫生宝鉴》之秦艽鳖甲汤，即秦艽、地骨皮、柴胡、知母、鳖甲、当归、乌梅成方，滋阴凉血，清热除蒸，治疗肌肉消瘦、唇红颊赤、虚劳盗汗、咳嗽、脉细数者。方中青蒿功在清热除蒸，本方治疗由于感受风邪，失治传里，变成内热，耗伤气血，以致劳热骨蒸、肌肉萎缩等。本方功在滋阴养血，清热除蒸，故我临床非常爱用，效果甚佳。我用此方治疗运动神经元病属内热耗伤气血、肌肉萎缩者，有效。如汗多者，可加黄芪益气固表，既治盗汗，又治自汗。《证治准绳》之清骨散属于本方之附方。《证治准绳》也有秦艽鳖甲汤，即秦艽、鳖甲、甘草组成，治疗骨蒸潮热。什么是潮热，就是到一定时间就发热，不是发热出汗潮湿之意，而是发热像潮水一样。

3. 用于感受暑邪，症见发热头痛、口渴无汗。青蒿芳香而散，善解暑热，故能治疗上述症状。常与茯苓、连翘、滑石、通草配伍同用，如感受暑邪，久热不退者，配白薇、地骨皮，多收到意外之效果。

4. 用于疟疾寒热。本品有截疟、解除疟疾之功，可单味大剂量鲜品捣汁服，亦可辨证配伍桂心、黄芩、滑石、青黛等。《温病条辨》之青蒿鳖甲汤治疗疟疾，里面就有青蒿。《本草纲目》也记载青蒿治疟疾寒热，屠呦呦研制青蒿素治疗疟疾，影响世界，为祖国中医中药增光。

5. 青蒿气香味苦性寒，能疏散阴分骨间热邪，由内达外。

6. 青蒿也可以用于发热原因不明，似表似里，类虚类实，热毒留恋而不尽者。

7. 青蒿能散风火，善解暑热，气味清芬，则宣利血滞而清血热尤为特长。

8. 青蒿香气鲜入脾，宜用于血虚有热之人，对其热证非青蒿不能解除。

9. 鉴别。肌表气分之发热，外按热甚，邪热在浅一层，可用葛根。如骨蒸阴分之热证，外按不甚热，邪热在深一层，当用青蒿，由阴分至气分而引邪外出。

【备考】青蒿功用在于香，其次在于青。苦寒药中香气植物居多，其他苦寒植物药鲜而浓香，萎而香敛，枯萎则香无，唯有青蒿越枯萎，香越盛。其他苦寒药鲜则青，萎则黄；唯有青蒿至枯老，枝干、籽粒均为青色，且香清不因肺气不宣，症见气急鼻扇等症，可合用《伤寒论》之麻杏甘石汤，清宣肺热，多有良效。④桑菊饮与银翘散的区别，二方在用药方面均用连翘、薄荷、桔梗、甘草、芦根等，但银翘散增加金银花、竹叶、荆芥、淡豆豉、牛蒡子，疏风解表，清热解毒；而桑菊饮仅用桑叶、菊花、杏仁等疏散风热，宣肺止咳。由此可知在疏风解表、清热解毒方面桑菊饮较银翘散为轻，且偏重于宣肺止咳。吴鞠通说“太阴风温，但咳，身不甚热，微渴者，辛凉轻剂银翘散主之”，解释说恐病轻药重，故另立轻剂方。这就对二方的应用指出了区别要点。桑菊饮功用重在宣肺止咳，银翘散功用疏风解表，清热解毒。温病热入营分，舌绛神昏，心烦少寐者，常与生地黄、芍药、黄连配伍，如《温病条辨》之清营汤，即犀角、生地黄、玄参、竹叶、连翘、黄连、丹参、麦冬成方，以清营解表，泻热护阴，并有透营转气之功。《素问·至真要大论》说“热淫于内，治以咸寒，佐以甘苦”，本方就是遵此经旨，治疗温热内胜之邪。温邪乍入营分，虽然症见心烦少寐，舌绛脉数，但犹可透营泄热，使邪气外出，转气分而解，正如叶天士所说“入营犹可透热转气”，清营汤立意正在于此。我希望诸位学子重视复习《太平惠民和剂局方》之紫雪丹、《温病条辨》之清宫汤等热入心包的经方。

2. 用于热毒血痢。金银花甘寒，有清热解毒、凉血止痢之功，治疗热毒痢疾、便脓血，单味浓煎即可奏效。可与黄芩、黄连、白头翁等药同用，以增强治痢功效。我临床常用金银花加《伤寒论》的白头翁汤，即白头翁、黄连、黄柏、秦皮等药，治疗热利下注、腹痛便脓血、肛门灼热等症，效果显著。

3. 用于痈肿疔疮。金银花甘寒清热解毒，散痈消肿，是治疗一切痈肿疔疮阳证之要药，治疗痈疮初起，红肿热痛者，可单用金银花煎服，或用药渣外敷患处，亦可与穿山甲、皂角刺、白芷同用，如《外科发挥》之仙方活命饮，即金银花、穿山甲、天花粉、皂角刺、白芷、防风、玄参、当归、赤芍、甘草、贝母、乳香、没药、陈皮成方，以金银花清热解毒散结为主药。《医宗金鉴》说仙方活命饮为疮疡之圣药，外科之首方，唯溃后不可再服，阴疽禁用。如治疗痈疮红肿痛热，坚硬根深者，常配伍蒲公英、野菊花、紫花地丁，如《医宗金鉴》之五味消毒饮，即金银花、蒲公英、野菊花、紫花地丁、紫背天葵子成方。用于肺痈，咳吐痛者，常与当归、黄芩、地榆配伍，如陈士锋之清肠汤，即金银花、人参、黄芩、麦冬、地榆、当归、甘草、生薏苡仁成方，本方治疗肠痈，腹痛甚，手不可按，足屈而不可伸。我临证治疗痈肿疔疮，湿热火毒，最善用《疡科心得集》之银花解毒汤，即金银花、地丁、犀角（常用玳瑁粉代替）、赤茯苓、连翘、牡丹皮、黄连、夏枯草成方，本方是清热解毒之重剂，尤其是方中犀角、牡丹皮清热凉血，有防止火毒炽盛，内陷营血的作用。另外金银花用于肺痈咳吐脓血，常与鱼腥草、芦根、桃仁等药同用，以清肺排脓。我临证治疗肺痈初期、中期，多将金银花加入《备急千金要方》的苇茎汤中使用，可增加疗效。我讲的方剂功用较多，一是上述方剂主要是多以金银花为君药，

**张炳厚**

2016-09-14

各位学子，大家好，“天上一轮月，神州万里晴，明月本无价，医门皆有情”，祝大家中秋节节日快乐。张氏医门零金碎玉微信小课堂第42讲。

**蒲公英：消毒散结，清热解毒。**

【性味、归经】苦、甘，寒。归肝、胃经。

【应用与鉴别】

1. 用于痈肿疔毒，乳痈内痈。蒲公英苦以泄降，甘以解毒，寒能清热，兼散气滞，为消肿散结、清热解毒之品。主治内外热毒疔肿诸症，兼通经下乳，是治疗乳痈之良药。治疗乳痈单用即可取效。如《梅师方》以单味鲜蒲公英捣碎外敷治疗乳痈。《积德堂方》中记载，蒲公英配伍忍冬藤，捣碎内服，适用于乳痈红肿症状较重者。我用《妇人大全良方》之神效瓜蒌散，即瓜蒌配乳香、没药、当归、生甘草成方，治疗乳痈（乳腺炎），必加蒲公英，取其清热散结散气，每获佳效。治疗痈肿疔疮，常用蒲公英配紫花地丁、金银花、野菊花、冬葵子，如《医宗金鉴》之五味消毒饮，用于治疗肠痈腹痛。蒲公英常与大黄、牡丹皮、桃仁等药同用，如《金匮要略》之大黄牡丹汤，即大黄、牡丹皮、桃仁、冬瓜子同用，治疗肠痈初起，右少腹疼痛拒按，或右足屈不能伸，尚未成脓者。我治疗慢性阑尾炎必加蒲公英，以加强上方解热破瘀、散结消肿之功。对于肺痈（肺脓疡或肺感染），我常用《备急千金要方》的苇茎汤，即苇茎配瓜瓣、生薏苡仁、桃仁成方，必加蒲公英，加强上方清热解毒、散结消肿之功，颇有效果。另外我还加桔梗、甘草、金银花、牡丹皮、鱼腥草等清热解毒、化痰排脓之品，效果倍增。

2. 用于热淋涩痛，湿热黄疸。蒲公英苦寒，清热利湿，利尿通淋，对于湿热引起的淋证、黄疸，均有显效。另外我治疗湿热引起的肾病、湿热淋、肾盂肾炎、泌尿系感染者，凡小便热痛者，我均加入蒲公英。我自拟清肾汤，即瞿麦、石韦、滑石、甘草、蒲公英等成方。再如清肾地龟汤类方，即上方加生地黄、熟地黄、龟板、知母、黄柏，治疗上述肾病属于肾阴虚，下焦湿热者，加蒲公英在于提高利尿通淋的效果。蒲公英为通淋妙品，治疗湿热黄疸，常与金钱草、白茅根、茵陈、栀子、大黄配伍应用。

3. 用于眼疾肿痛。蒲公英有清肝明目的效果，可治疗因肝火上炎引起的目赤肿痛，或胬肉攀睛。如《医学衷中参西录》之蒲公英汤，即蒲公英一味煎服，亦可配伍菊花、夏枯草、黄芩等组成复方使用。

4.《本草正义》云："蒲公英其性清凉，治一切疔疮、痈疡、红肿热毒诸证，可服可敷，颇有应验，而治乳痈乳疖，红肿坚块，尤有捷效。"

5. 鉴别。①地丁有黄、紫两种，黄花地丁即为蒲公英，紫花地丁又名地丁草，两种地丁均能清热解毒而消肿。蒲公英疏肝之力较大，用于治疗乳痈；紫花地丁清热解毒之力较强，用于治疗疔肿。②紫花、黄花两种地丁功用相似，都有清热解毒之功，但紫花地丁兼入血分，蒲公英兼理肝气，二者常可同用，治疗疔疮效果倍增。

【备考】紫花地丁之茎色紫，开紫花；黄花地丁即蒲公英，茎黄，开黄花。治乳痈宜重用蒲公英，非 1 到 2 两不可，不仅可以内服，还可以捣烂加红糖调敷患处。

【用量】10 ～ 30g。外用适量。

**土茯苓：利湿解毒，除湿利关节。**

【性味、归经】甘、淡，平。归肝、胃经。

【应用与鉴别】

1. 用于淋浊带下，湿热疮毒。土茯苓味甘淡，淡能解毒利湿，凡因湿热引起的热淋、带下、疮毒等症，均宜应用。治疗热淋常配蒲公英、萹蓄、木通、车前子等。我临床应用自拟清补地龟汤类方，即熟地、龟板、知母、黄柏、土茯苓、苍术、金银花、滑石、海金沙成方，治疗湿热淋、膏淋，包括前列腺炎、阴疮湿痒等，效果颇佳。土茯苓有淡渗下导、分清泌浊之功，又入肾经，味甘淡性平，治疗范围非常广泛。我临床治疗小便混浊、蛋白尿、泡沫多者，都加入土茯苓，并重用 30 ～ 50g，临床观察发现不但能改善症状，也能使肾病指标蛋白尿、24 小时尿蛋白定量、肌酐、尿酸等都有不同程度的下降，效果很好，特别是土茯苓治疗尿酸，效果明显。以后讲到的土大黄治疗血肌酐指标下降明显。我为什么多用、重用土茯苓、土大黄呢？因为有许多病人说方中有二药，则指标下降很快。所以我有时减去二药或减量时，病人总是有疑问。通过长期的临床观察，确实如此，所以地龟汤类方的基础方中非加入土茯苓、土大黄不可。

2. 用于风湿痹证。《本草纲目》云："土茯苓祛风湿，利关节，治拘挛骨痛。"我临床治疗风湿病全身拘急、关节屈伸不利兼有疼痛者，多用自拟的痹证五皮五藤饮类方，每每加入土茯苓、小白花蛇，效果甚好。

3. 用于湿热疮毒，也是治疗梅毒专药。重用土茯苓配皂荚、牵牛子少许，水煎服，20 世纪 60 年代中国中医研究院曾拟方名叫复方土茯苓汤，即土茯苓重用为主药，配金银花、白鲜皮、威灵仙等药组成，当时临床观察报道效果尚佳。《医宗金鉴》之搜风解毒汤，即土茯苓配白鲜皮、金银花、薏苡仁、防风、木通、木瓜、皂角子成方，煮汤服，主治梅毒流窜筋骨、挛急作痛、肌肉糜烂等症。

4.《本草纲目》载其"健脾胃，强筋骨，祛风湿，利关节，止泄泻，治疗挛急腹痛，恶疮痈肿，解汞粉银珠毒"。

【备考】

服土茯苓不可饮茶，饮茶则易脱发。土茯苓记载的资料不多，我反复备课，就是因为我临床爱用土茯苓，一个是可以降尿酸，一个是可以治疗湿疹。

【用量】15 ～ 60g。

**张炳厚**
2016-10-12

各位学子，张氏医门零金碎玉微信小课堂第 43 讲。

**败酱草：清热解毒，消肿排脓，活血行瘀。**

【性味、归经】辛、苦，微寒。归胃、大肠、肝经。

【应用与鉴别】

1. 用于肠痈腹痛，肺痈咳吐脓血。本品辛散苦泄，既可清热解毒，又可活血排脓，是治疗肠痈的要药。治疗肠痈之脓已成者，常与薏苡仁、附子同用，如《金匮要略》之薏苡附子败酱散，即薏苡仁、附子、败酱草成方，为末煎水服，治疗肠痈有脓。若肠痈初起，腰痛便秘，未化脓者，常与蒲公英、金银花、牡丹皮、赤芍、桃仁同用。败酱草还治疗肺痈咳吐脓血者，常与鱼腥草、芦根、桔梗等同用。我治疗肺痈常用《千金》苇茎汤，加入败酱草效果甚佳。可见治疗痈肿无论脓成与否，均可使用败酱草，对脓已成者取败酱草有消毒排脓之功，脓未成者败酱草有清热解毒、活血行瘀之功。

2. 用于痈肿疮毒。常与金银花、连翘等药同用，并可用鲜品捣烂外敷，均有效。

3. 用于活血行瘀。败酱草辛散行血，破血行瘀，通经止痛，故可治疗血滞的心腹痛，如产后腹痛如锥刺者。如《卫生简易方》独用一味败酱草煎服即有效，或配伍香附、五灵脂、当归等药，效果倍增。

4.《本草纲目》载："败酱乃手足阳明厥阴药也，善排脓破血，故仲景治痈及古方妇人科皆用之。"

5.《本草求新》载："败酱解毒排脓，治痈肿，破凝血，疗产后诸病。"

6. 鉴别。野菊花、土银花之清热排脓偏于治上部疔疮，败酱草之清热排脓偏于下部，特别是肠痈。

【备考】

败酱草有陈腐气味，肉发腐味，故名败酱草。

【用量】6～15g。外用适量。

**金钱草：行水通淋，清热散结，解毒消肿。**

【性味、归经】微咸，平。归肝、胆、肾、膀胱经。

【应用与鉴别】

1. 用于石淋、热淋。金钱草咸能软坚，非本草记载，而是民间单方验方经验，对于石淋，尤为有效。文献报道金钱草治疗肾系结石和胆结石均有佳效，可单用金钱草大剂量煎水代茶用，也可配伍海金沙、鸡内金、滑石等同用，如《中医辞海》之二金排石汤，即金钱草、海金沙、鸡内金、石韦、萹蓄、车前子、瞿麦、滑石、木通成方。另有《简明方剂词典》也有同名方剂，药物组成大致相同。有的文献记载有三金排石汤，药味组成也基本相同，有金钱草、海金沙、鸡内金三金得名。

2. 用于湿热黄疸。金钱草既能清肝胆实火，又能除下焦湿热，故有清热利湿退黄之效，常与茵陈、栀子、虎杖同用煎汤服，治疗急性传染性肝炎颇有疗效。

3. 用于解毒消肿。治疗毒蛇、蜜蜂、马蜂、毒蝎蜇伤，金钱草有解毒消肿作用，所以能够治疗蜇伤。用金钱草捣汁服，并以药渣外敷伤口。

4. 用于疥疮。如《祝氏效方》以金钱草、车前草鲜品等分捣烂，白酒合汁绞之，用鹅毛蘸擦患处，疥疮即消。

5.《四川中药志》说清血热，清肺止咳，消水肿，治肾结石，胆结石，跌打损伤，疟疾。我临床治疗肾积水，常在相应方剂中加入 30g 以上的金钱草，效果正在观察。

6. 鉴别。金钱草品种繁多，在植物学上分属不同的科，一为四川大金钱草，是樱科植物，治疗肝胆结石病获得满意效果；二为四川小金钱草，为旋花科植物，治疗痢疾、疥癣、眼科疾病等；三为广东金钱草，为豆科植物，常用于治疗肝胆结石和肾结石疾病；四为江西金钱草，为伞形科植物，常用于治疗肾结石和肾炎；五为江苏金钱草，为唇形科植物，近年发现可治疗膀胱结石病。

【用量】30 ～ 60g，鲜用加倍。

【清热解毒药结语】

凡能解除肿毒之品，皆属于清热解毒药。清热即可解毒，故将部分寒凉之品，如金银花、连翘、绿豆等列入其中，但必须重用。因其甘苦清凉，故多用于温热病，由于热毒表现的证象或病机不同，故所用诸药也因之而异。如有用于咽喉肿痛的山豆根、板蓝根、马勃等；有用于诸疮痈肿的蒲公英、漏芦、紫花地丁等；有用于梅毒的土茯苓、马鞭草；有用于下痢的马齿苋、木槿花；有用于清热消痈排脓的败酱草；有专利于醒酒的葛花、枳椇子等。

# 清热凉血药

**张炳厚**
2016-10-26

各位学子，张氏医门零金碎玉微信小课堂第 44 讲。

清热凉血药多为甘苦咸寒之品，咸能入血，寒能清热，多入心肝二经，心主血，肝藏血，清热凉血药具有清营分、血分热邪的作用，主要用于营分、血分之实热证，如温热病，热入营血，耗伤营阴，心神被扰，症见舌绛，身热夜甚，心烦不寐，脉细数，甚则神昏谵语，斑疹隐隐；热陷心包，神昏谵语，舌蹇肢冷，舌质红绛；热入血分，热盛迫血，症见舌色深绛，吐血，衄血，尿血，斑疹紫暗，躁扰不安，甚则昏狂，亦可用于其他疾病引起的血热出血。本类药物中的生地黄、玄参，清热凉血，又能滋养阴液，标本兼顾。清热凉血药一般适用于热入营血的病证，如气血两燔，可配清热泻火药同用，使气血两清。清热凉血药不宜用于气分症状，以免邪热遏伏，也不宜用于胃脘虚热患者，以免伤伐胃气。

**犀角：清热凉血，解毒镇惊。**

【性味、归经】咸，寒。归心、肝、胃经。

【应用与鉴别】

1. 用于清热定惊。犀角性寒，能清热定惊，味咸能入营血，故能治疗温热病热盛火炽、壮热不退、温邪入营、夜寐不安、烦热谵语，或小儿惊风、壮热等症，如《太平惠民和剂局方》之紫雪丹，即黄金、滑石、寒水石、磁石、石膏、犀角、羚羊角、青木香、沉香、玄参、升麻、甘草、丁香、朴硝、硝石、麝香、砂仁等成方。再如《温病条辨》之清宫汤，即玄参心、莲子心、竹叶卷心、连心麦冬、连翘心、犀角尖成方，治疗太阳温病发汗太过，神昏谵语，或温病误发其汗，耗伤阴液，导致邪陷心包而出现神昏谵语，宜清心解毒，涤心包之热。热痰盛加竹沥、梨汁；咯血加瓜蒌皮；热甚加金汁、人中黄。临床治疗热痰或燥痰时常加瓜蒌皮，很多人见我用，却从未问过，希望大家复习瓜蒌皮的功用主治。

2. 用于泻火止血。治疗内热亢盛，迫血妄行，而见吐血、衄血者，或伤寒温病应发汗而不发汗，内蓄血者，吐血，衄血，大便黑而面黧黑者，均可运用《备急千金要方》之犀角地黄汤，即犀角、生地黄、牡丹皮、芍药成方，清热解毒凉血，消散瘀血。

3. 适用于凉血解毒。治疗温热病热甚毒盛，发斑疹者，与石膏同用，如《温病条辨》之化斑汤，即石膏、知母、甘草、犀角、玄参、粳米成方，化斑汤即白虎汤加犀角、玄参而成，具有清热解毒、凉血滋阴的作用。温病发斑多为胃火旺而血热炽盛所致，气血两燔，用白虎汤清阳明之热，合犀角、玄参凉血解毒，故能取效。以上几个方子我常改为汤剂使用，用玳瑁粉、水牛角粉代替犀角，多用于因热而引起的疮疹。我认为疹、斑多为热在营血，所以用犀角地黄汤加入相应方剂中治疗斑疹颇有效果，特别是带状疱疹后遗神经痛时常用五皮五藤饮加入犀角地黄汤，以玳瑁粉、水牛角粉代替犀角，效果理想。

4.《本草纲目》载犀角“磨汁治吐血、衄血、下血及伤寒蓄血发狂谵语……泻肝凉心，清胃解毒”。又说犀角是犀之精灵所聚，入足阳明胃经也，胃为水谷之海，食物药物必胃先受之，故犀角能解一切诸毒。五脏六腑皆禀气于胃，温邪热毒必先干之，故犀角能疗诸血惊狂斑痘之症，因为它解胃中毒，就把上面的热证解了。

5. 鉴别。犀角有鲜犀角和广犀角之别，以鲜犀角最佳，广犀角色乌黑带光泽者为好，犀角尖药力最大，又有乌犀角之称。

【备考】其他动物的角皆生于两耳侧，犀角独角，位于顶额中央，其倒角位于鼻端，两角一大一小，一前一后，不似其他角并列。

犀角为动物药，药源极缺，临床医生很少用。一开始我说不用，后来又用了，为什么呢？有两点：一是中医的温热病入营入血，在医学上很特别，出现斑疹即入血分，而犀角在此方面功用独特，方剂以犀角地黄汤为主。很多斑疹也是属于热入营血，所以在临床使用此方效果特别好。二是中医的温热病入营血则扰心神，犯脑出现谵语狂躁等症，中医的凉开药，如紫雪丹、安宫牛黄丸这些都有犀角，凉开治疗昏迷的效果很好，是中医治疗急症的主药。

【用量】1.5 ～ 6g，锉为细末冲服，或入丸、散剂。

**鲜地黄：清热凉血，生津。干地黄功用大致与鲜地黄相同，而滋阴见长。**

【性味、归经】甘、苦，寒。归心、肝、肾经。

【应用与鉴别】

1. 鲜地黄用于清热凉血。鲜地黄甘苦寒，性味全面，能清热凉血生津，治疗热病热邪入营舌绛口干或水亏火旺的吐血、衄血、阴虚发热消渴等症。《外科秘要》单用鲜地黄汁内服，治疗骨蒸劳热。若兼吐血者，可用鲜地黄汁加入白粥中食之。《备急千金要方》之黄连丸，即鲜地黄汁配黄连为丸，治疗消渴。上面的几个方子均可以同用或改为汤剂。

2. 干地黄用于养阴润燥。干地黄功用大致同鲜地黄，但清热之力弱，而以养阴见长，故能养阴润燥，如《洪氏集验方》中记载的琼玉膏，即人参、生地黄、白茯苓、白蜜成方，可改为汤剂，治疗虚劳干咳、咽干咯血等症，效果极佳。也可用于治阳亢吐衄，如《备急千金要方》的犀角地黄汤，以犀角清热凉血为君，生地黄养阴清热为臣，白芍和营泄热，牡丹皮泄血中之伏热，全方共奏清热解毒、凉血散瘀之功；也可用于滋补肝肾，如六味地黄丸。古今不少医家在辨证前提下对于阴热者，常用干地黄代替熟地黄。我临床用治阴虚微热时，会将六味地黄丸里面的熟地黄改为干地黄。

【用量】9 ～ 30g。鲜用加倍。

**张炳厚**

2016-11-09

各位学子，张氏医门零金碎玉微信小课堂第 45 讲。

**牡丹皮：清热凉血，活血行瘀。**

【性味、归经】苦、辛，微寒。归心、肝、肾经。

【应用与鉴别】

1. 用于清热凉血。本品微寒，能清营分、血分实热，有凉血止血之功，治疗温热病热入营血，迫血妄行，吐血、衄血、发斑出疹，舌质绛赤等症。牡丹皮清热凉血，常与犀角、生地黄等同用，如犀角地黄汤，见犀角篇。

2. 用于温邪伤阴，阴虚内热。牡丹皮辛寒，善于透阴分之热，多用于温病后期，邪伏阴分，津液已伤，症见夜热早凉，热退无汗等症，常与鳖甲、生地黄、知母同用，如《温病条辨》之青蒿鳖甲汤，即青蒿、鳖甲、牡丹皮、知母、生地黄成方，其中牡丹皮凉血清热。这两点应用的区别，第一点主要是治疗温热病热入营分，第二点用于温邪伤阴，主要治疗温病后期，邪伏阴分，津液已伤。

3. 用于血滞经闭、癥瘕、跌仆、瘀血阻滞。牡丹皮味辛又能活血行瘀，故能治疗血滞经闭、癥瘕，常与桃仁、赤芍、桂枝同用，如《金匮要略》之桂枝茯苓丸，即桂枝、茯苓、牡丹皮、桃仁、芍药各等份，活血化瘀，缓消癥块。一治妇人小腹素有癥块，按之痛，腹挛急；二治妇女月经困难，经停胀痛或难产，或胞衣不下，或死胎不下，或产后恶露不尽，或腹痛拒按者。其中牡丹皮消瘀血，《妇人大全良方》称本方为夺命丸，该书认为妇人小产，子死腹中，胎上抢心，闷绝致死，汗自出，气促喘满者，又当增加用药之量。每次可服丸药如弹丸大一丸，细嚼，淡醋汤送下，连服两丸。现在胎死腹中可以引产，子宫肌瘤可以手术，我不是妇科大夫，所以尽管在山西实习时妇科名医韩玉辉曾有心得地教我此方，可惜至今没有用过，倒是益红汤经常用。所谓益红汤就是益母草、红花、泽兰均1钱，治疗月经期长，有血丝，有祛瘀生新的作用。如本方是化瘀通经剂，加大黄即可破血下瘀，我临床有时使用，效果良好。至于《金匮要略》用此方治疗妇女怀孕，素有癥块或漏下不止之症。由于漏下之因由于癥瘕，癥块不消则漏下不止，用本方缓消癥块，以治本求因之意。原书对服法规定每日一丸，无效加至三丸，药丸如兔屎大小，如此处理，妇人妊娠癥瘕之证，真可谓心细而胆大者。用的时候需要注意，尽管我用治保胎效果不错，但是如果是癥瘕导致的漏下，我还是不敢使用的。又用于创伤跌仆、瘀血阻滞疼痛等症。如《诸证辨疑》用牡丹皮配三七治疗血瘀拘急作痛、经闭血滞等症。干漆主要是祛邪破癥通经，作用很强烈，我一般用3～5g，效果很好。但是干漆临床用的很少，我经常用它，但跟诊者没有一个问到它的作用，希望大家多问，不然我可能想不到讲。又如《贞元广利方》以牡丹皮配虻虫治跌仆损伤，瘀血作痛。《太平惠民和剂局方》之温经汤，即牡丹皮配干漆、川芎、桂枝、莪术、当归等药，作为通经剂用。以上三方我虽然没有用过原方，但是经常合用，特别是通经时。这里讲的《太平惠民和剂局方》的温经汤，有干漆，我们临床用的多是《金匮要略》的温经汤，无干漆。

4. 用于痈疡肿毒、肠痈肿痛、诸斑疮疹有热者。牡丹皮苦寒，清热凉血，散瘀消痈，故能治疗火毒炽盛、痈肿疮毒、皮肤诸疹，可配伍金银花、连翘、蒲公英同用，又能治疗肠痈初起，多配伍大黄、桃仁、芒硝等，如《金匮要略》之大黄牡丹汤，即大黄、牡丹皮、桃仁、冬瓜仁、芒硝，治疗肠痈初起，发热汗出，右少腹疼痛拒按或右足屈而不伸，尚未成脓者，方中牡丹皮主要是清热凉血。又常用于治疗牙痛、口腔溃疡等，如李东垣的《兰室秘藏》及《医方集解》的清胃散，我的自拟方清上散，此三方均有牡丹皮，而且重用。五皮五藤饮以牡丹皮为君药，我认为疮疹是热邪入营分，故常合用《备急千金要方》之犀角地黄汤，方中牡丹皮的作用主要是泻火热、解毒。《小儿药证直诀》的六味地黄丸中牡丹皮有反佐山萸肉以清泻肝火的作用。

5. 牡丹皮非气分药，又能活血通经，下行力速，热在气分，孕妇、月经过多者不宜应用。牡丹皮为什么能祛瘀血？血遇寒则凝，遇热则结，因热也可造成瘀血。

6. 牡丹皮治无汗之骨蒸，治血中伏火，除烦热。

7. 鉴别。①凉血药一般多为苦寒，偏于止血；活血药多为辛温，偏于祛瘀。只有牡丹皮寒凉辛散，既能凉血，又能活血，使血凉而不瘀，血活而不妄行。故为血分要药，以皮肉厚者为佳。②牡丹皮通血中壅滞，与桂枝颇同，但桂枝气温，故所通者为血脉之寒滞，牡丹皮气寒，故所通者为血脉之热结。

【用量】6 ～ 12g。

**地骨皮：清热凉血。**

【性味、归经】甘、淡，寒。归脾、肾经。

【应用与鉴别】

1. 用于清肺热。地骨皮甘寒，善清泻肺热，除肺中伏火，则金肃之令自行，善治肺火郁结，气逆不降，咳嗽气喘，皮肤蒸热等症。常与桑白皮、甘草同用，如《小儿药证直诀》之泻白散，即地骨皮、桑白皮、甘草成方，泻肺清热，平喘止咳，治疗肺热咳喘，皮肤蒸热，日晡尤甚，方中地骨皮除肺中伏火。

2. 用于血热妄行。治疗血热妄行之吐血、衄血、尿血等血热出血证。地骨皮甘寒清热，凉血止血，可单用，酒煎服。也可配伍白茅根、侧柏叶等凉血止血之药同用，治疗妇女月经先期量多，如《傅青主女科》之清经散，即地骨皮、白芍、牡丹皮、生地黄、青蒿、黄柏、茯苓成方，主治妇女先期量多。一般月经先期有两个原因：一个是肝火迫血妄行，特点是先期血量多；另一个是气虚气不统血，虽然先期，但是一定有气血虚的症状，特点是月经量少。

3. 用于膝热骨蒸。地骨皮清热除蒸，泻火之中兼有生津止渴的作用，可配伍生地黄、天花粉、五味子同用。主治内热消渴，如《备急千金要方》用地骨皮配麦冬、小麦，主治虚劳骨蒸，骨节烦热。又如钱乙的地骨皮散，即地骨皮配知母、人参、赤茯苓，治疗虚热消渴。

4. 用于阴虚发热，盗汗骨蒸。地骨皮甘寒清润，能清肝肾之虚热，除有汗之骨蒸，为治骨蒸、退骨蒸之佳品，常与知母、鳖甲、银柴胡等同用，如《卫生宝鉴》之秦艽鳖甲散，即柴胡、秦艽、青蒿、鳖甲、知母成方，治疗感受风邪，湿滞于里，郁成内热，耗损气血，导致劳热骨蒸、肌肉消瘦、唇红颊赤、困倦盗汗、咳嗽、脉细。方中地骨皮主要是清热除蒸。临床我常用秦艽鳖甲汤治疗阴虚内热，肌肉消瘦的运动神经元病，取得可喜效果。肌肉消瘦主要是气血消耗太多了。又如《证治准绳》之地骨散，即地骨皮、银柴胡、胡黄连、秦艽、鳖甲、青蒿、知母、甘草成方，主治骨蒸劳热。血虚加当归、芍药、生地黄，咳嗽加阿胶、麦冬、五味子，是治疗骨蒸劳热的良方。

5. 地骨皮泻肾火，降胃中伏火，祛胞中火，尤其祛下焦肝肾虚弱最佳。

6. 鉴别。地骨皮与牡丹皮同治骨蒸之药，但地骨皮入阴分，为清热退骨蒸无上之品，善治有汗之骨蒸；牡丹皮入血分，清血分之热，味辛能治无汗之骨蒸。

【用量】6 ～ 12g。

【清热凉血药结语】

本章只列述了常用的凉血药，凡治疗因血热妄行而引起的出血症状，如鼻衄、咯血、尿血、便血及血痢、痘疹痘疮、痈肿等症的药物称为凉血药。此类药物一般有清热凉血的功能，除鲜藕节外性味多属苦寒，故脾胃虚寒、不饥、便溏及血分无实热者不宜应用。牡丹皮入血分，清血分之热，味辛能治无汗之骨蒸，因为牡丹皮是辛寒的，所以治无汗骨蒸。犀角、牡丹皮、白头翁、大蓟、小蓟、侧柏叶、槐花、鲜藕节均治疗吐血、衄血、下血，其中犀角、牡丹皮之力最大，藕节最小。犀角、牡丹皮、白薇又能治瘛疭、惊痫及神昏谵语；白头翁、牡丹皮、侧柏叶、槐花皆清热止痢，前三者治赤痢，后者治赤白痢。白头翁、秦皮主治较为严重痢疾里急后重；紫草、犀角、牡丹皮均有治疗斑疹之功，前者用于预防或减轻麻疹症状，后者用于斑疹已出、热毒最甚之时。

# 祛风湿药

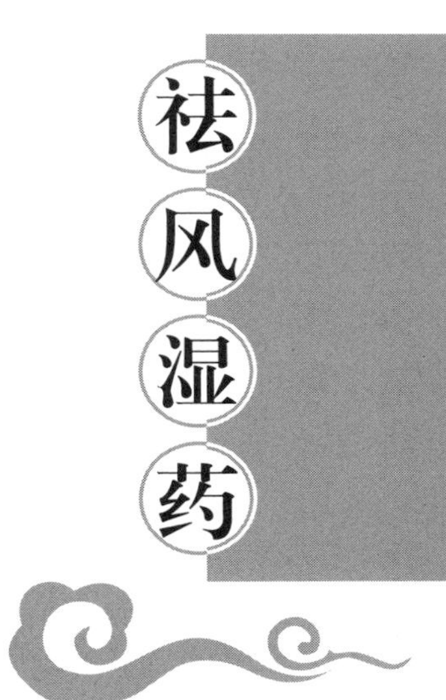

## 张炳厚

2016-11-23

各位学子，张氏医门零金碎玉微信小课堂第46讲。

凡能祛除经络、肌肉、筋骨关节间风湿，解除痹证的药物均称为祛风湿药。其中一部分又有补肝肾、壮筋骨的作用，这些药有祛风散寒除湿，通络止痛行痹的功能，主要治疗风寒湿痹，关节疼痛，经筋挛急，麻木不仁，身重，以及外感头痛项强，寒热身痛等症。或因风湿外侵，复感风邪或外感风邪，风湿相搏而发本病。《素问·痹论》说风寒湿三气杂至而为痹，这说明痹证的形成总因为风寒湿三气所致，但由于三气各有所胜，所谓风胜为行痹，寒胜为痛痹，湿胜为浊痹，因此选用风湿药也应根据病因取其长加以区别。此外风寒湿痹经久不愈，邪留经络蕴而出现化热的证候，称为热痹。人体经络源于脏腑，气血之运行也有赖于脏腑功能，故痹证迁延不愈波及脏腑，出现脏腑病变，气血运行不畅复加脏腑受病，进一步发展为痰浊瘀血等证，痹证至此阶段，虚实夹杂，给辨证治疗带来很多困难。总之痹证是邪气客于经脉，以致脉道不利，经络稽迟，肌肉筋骨之间循环失常所致。而祛风湿药多性味辛温，能通腠理而温肌肉，通经络而舒筋骨，以宣散行滞为功。在应用时应随证论治，与其他药物配合运用。如病邪在表，可与解表药同用；病邪在筋骨关节间者，可与活血通络药同用；如气血虚弱，当与补益气血药同用；若病累及脏腑，特别是肝肾，肝主筋，肾主骨，与补肝肾药同用；风寒湿痹日久者，可加酒或作酒剂使用。治疗风湿病，特别是寒者，几乎都加酒。我的方法是在每剂药第一煎的一半时间时加 1 两二锅头，不用加好酒。或作酒剂常服，酒剂和加酒是有区别的，酒剂是泡酒。我自认为前言虽不多，但参考了很多文献和自己的经验，希望大家深读。

**防风：祛风胜湿，发汗解表。**

【性味、归经】辛、甘，微温。归膀胱、肝、脾经。

【应用与鉴别】

1. 用于风湿痹证，胜湿止痛。防风以风药能胜湿，辛温能散寒，故能治疗风邪外袭的风痹。与羌活、川芎、白芷等药配伍，如《内外伤辨惑论》之羌活胜湿汤，即羌活、独活、藁本、防风、川芎、蔓荆子、甘草成方，可治疗湿气在表，头痛头重，腰脊重痛。方中防风胜湿，清利头目。如身重腰沉沉然，心中有寒气也，加酒少许，防已五分，轻者加附子五分，重者加川乌五分，目的在于温经散寒，助阳化湿。

2. 用于风湿头痛。如《太平惠民和剂局方》之川芎茶调散，即川芎、防风、荆芥、白芷、羌活、细辛、薄荷、茶叶、甘草成方，治疗外感风邪，偏正头痛或颠顶作痛，恶寒发热，头晕鼻塞。方中防风疏散风邪，清利头目。这里讲一讲茶叶，方中茶叶味苦性寒，既上清风热，又防止风药的辛散太过，使升中有降，即在于此。凡风邪头痛，每多用风药，“以颠顶之上唯风药可到也”。但如气虚、血虚或肝风、肝阳引起的头痛，又非本方所宜。我却破其篱障，用川芎茶调散全方作引经药治标，温补药治本，拟出川芎茶调散类方11方，治疗内外头痛，人称神效，详见《医林怪杰张炳厚·头痛篇》。

3. 用于解表清里，疏风清热。如《黄帝内经宣明论方》的防风通圣丸，即防风、荆芥、连翘、麻黄、薄荷、大黄、川芎、当归、白芍、白术、芒硝、栀子、石膏、黄芩、桔梗、甘草成方，治疗风热壅盛，表里俱实之憎寒壮热、目赤颈痛、口苦口干、咽喉不利、胸膈痞闷、咳嗽喘满、大便秘结及痔疮痈肿、痔漏、斑疹等症。防风通圣散是清下并用的方剂，本方是以清热为主，解表为辅，虽有大黄、芒硝攻下，其意在清热。本方为表里气血三焦通治之剂，汗不伤表，下不伤里，名曰通圣，用之神效。我临床常用防风通圣丸治疗各种鼻炎和荨麻疹等，效果非常好。我一般是把防风通圣丸加入汤剂煮，治疗鼻炎。凡是有鼻炎的，无论什么证型，常在汤药加入3袋防风通圣丸，吃后效果很好。

4. 用于破伤风。每与天南星合用，治疗破伤风牙关紧急，角弓反张，如《普济本事方》之玉真散，防风、天南星等分为末，内服外敷取其祛风解痉。

5. 防风治上焦风邪，泻肺实，散头目滞气，治周身骨节疼痛、四肢挛急。

6. 鉴别。防风、羌活皆为风门要药，防风性缓，羌活性烈，防风主周身之风，羌活主局部之风；防风、桂枝均能治疗恶风，防风主恶风无定处，桂枝主背部恶风寒。防风、黄芪相畏相使，相畏者，防风解表，黄芪固表；然黄芪得防风，黄芪固表之功愈大，此相畏相使也，其效益彰，如《世医得效方》之玉屏风散，黄芪 6 两，防风 2 两，白术 2 两，功效益气固表止汗，治疗中虚卫阳不固，表虚自汗，易感冒风寒等症。我临床常用此方加其他方剂中，其固表止汗作用斐然。

【用量】3 ～ 10g。

张炳厚
2016-12-07

各位学子，张氏医门零金碎玉微信小课堂第 47 讲。

**羌活：表散风寒，搜风胜湿，通痹止痛。**

【性味、归经】辛、苦，温。归膀胱、肾经。

【应用与鉴别】

1. 用于通痹止痛。羌活辛散祛风，味苦燥湿，性温散寒，故能祛风寒湿邪，通利关节而止痛，且作用部位偏上。凡风湿相搏，腰以上风湿痹证，特别是邪较重者多用之，尤其是以肩背、肢节疼痛者为佳。有和独活并用者，如《外台秘要》之历节风痛方。配伍黄芪、当归、赤芍等益气活血药同用者，如《是斋百一选方》之蠲痹汤，即羌活、姜黄、当归、黄芪、赤芍、防风、甘草组方，益气和营，祛风除湿，主治风痹身体烦痛，肩背挛急，举止艰难及手足麻痹等症，方中取羌活、防风疏风除湿，其性善走，辅佐益气和营药。

2. 用于表散风寒、头痛身痛。羌活辛温，气雄而散，发表力强，主治太阳经风寒湿邪，有散寒祛风、胜湿止痛之功，故善治风寒湿痹，恶寒发热，肌表无汗，头痛项强，肢体酸痛者，常与防风、羌活、细辛、川芎等药同用，如《此事难知》之九味羌活汤，即羌活、防风、细辛、苍术、白芷、川芎、黄芪、生地黄、甘草成方，发汗除湿，兼清里热，治疗外感风寒湿邪，恶寒发热，肌表无汗，头痛项强，肢体酸楚疼痛。常用于头痛身痛者，痹证兼有风寒表证者最常用之。若寒湿偏重，头痛身重，可配羌活、藁本、川芎等药，如羌活胜湿汤，见防风篇。如风寒湿邪表证兼有里热，症见头痛发热，恶寒，口干，烦满而渴者，可用《此事难知》之大羌活汤，即羌活、独活、防风、细辛、防己、黄芩、黄连、苍术、甘草、白术、知母、川芎、生地黄成方。

3. 用于外中风，手足不遂，口眼歪斜等症，如《素问病机气宜保命集》之大秦艽汤，即秦艽、石膏、甘草、川芎、当归、独活、白芍、羌活、防风、黄芩、白术、白芷、生地黄、熟地黄、细辛、茯苓成方。汤头歌说：大秦艽汤虚中络，祸斜偏废减参珍，秦艽生地石膏共，羌独防芷细辛芩。此方为《医宗金鉴·杂病心法要诀·中风篇》的大秦艽汤汤头歌。“祸斜偏废减参珍”，就是八珍汤中减人参。方中羌活、防风散太阳之气，白芷散阳明之风，细辛、独活搜少阴之风。

4.《用药法象》记载羌活“治风寒湿痹，酸痛不仁，诸风掉眩，颈项难伸者”。

5. 鉴别。①羌活善于祛风湿，能直上颠顶，横行肢臂，独活也长于祛风，能疏导腰膝，下行腿足。我在临床常用羌活作为头和上肢的引经药，特别是治疗脱发、颠顶头痛或后头痛时，经常用羌活作引经药。②羌活治疗肢节疼痛，太阳本经药也，羌活为太阳风药，足太阳及少阴肾经为表里，所以羌活也能入肾经。③羌活行上焦而理上，治游风，如头痛身痛等；独活行下焦而理下，治腰足湿痹。④羌活入足太阳气分，以治游风，独活入足少阴阴分，以治伏风。独活与羌活相同处颇多，本篇只讲二者区别，独活就不再讲了。但是《备急千金要方》之独活寄生汤治疗肾气虚弱，当风受冷所致的偏枯、冷痹、缓弱痛重，临床非常常用，效果也很好，请大家认真领悟。

总而言之，羌活、独活、防风这三味药在风寒湿痹中均可以使用，今天我把配伍讲得非常广泛，而且介绍了相关方剂及作用。

【用量】3 ～ 10g。

**苍术：燥湿健脾，祛风湿，发汗解郁。**

【性味、归经】辛、苦，温。归脾、胃经。

【应用与鉴别】

1. 用于燥湿健脾，湿滞中焦。苍术气香辛烈，燥湿健脾，对中焦湿盛，脾失健运，不思饮食，脘腹胀满，呕吐恶心，嗳气吞酸，倦怠嗜卧，体重身痛，大便溏薄，舌苔白腻而厚者等症，最为适宜。如《太平惠民和剂局方》之平胃散，即苍术、厚朴、陈皮、甘草、生姜、大枣成方，方中苍术燥湿健脾为君，配上厚朴除湿宽胸，再配上陈皮、姜、枣，调和脾胃。平胃散以舌苔白腻而厚，口和不渴，心下痞满，倦怠嗜卧为主要适应证，如果舌苔腻而黄，口苦咽干又不欲渴饮，为湿热俱盛之证，需加黄芩、黄连等药，使湿热两清。苍术性味从辛、从燥、从苦，能消、能散，为有滞、有湿、有积者适宜，治疗水泄，由于饮食所伤导致脾阳不运也可以用苍术，如《太平惠民和剂局方》

之曲术汤，即苍术配神曲。

2. 用于风寒夹湿的表证。苍术能发汗解表，胜湿，故能治疗风寒湿邪袭表。出现恶寒发热、头身重痛，无汗等症时，多与细辛、白芷等药配伍，如《太平惠民和剂局方》之神术散，即神曲、苍术为末为丸。

3. 用于风湿痹证。苍术辛散苦燥，长于祛湿，痹证湿胜者尤为适宜，常配独活、秦艽等药同用。若湿热痹痛，配石膏、知母等药，如《伤寒类证活人书》之白虎加苍术汤，治疗湿温多汗，身重皮冷。苍术也可配黄柏同用，如《丹溪心法》之二妙丸，即苍术、黄柏成方，治疗由湿热下注导致的痿痹、脚气、疮疡等症，二妙丸再加牛膝、生薏苡仁为《医学正传》之四妙丸，主治湿热下注之湿浊带下、湿疮、湿疹等症。我临床常用二妙丸、四妙丸二方治疗男性前列腺炎、女性白带及阴部疮疡，取得很好的效果。苍术虽然也治风湿痹证，但是它更主要是治湿热痹，像前面讲的白虎加苍术汤、二妙丸、四妙丸都是治湿热痹的。

4. 用于眼科内外障、青盲、雀盲。如《瑞竹堂经验方》之苍术丸，即苍术配黑芝麻组成，治疗内外障。再如《秘传眼科龙木论》治疗青盲、雀盲，有青盲雀盲方，即苍术、猪肝、石决明成方，以上两方均有苍术。苍术治疗眼科内外障、青盲、雀盲，我临床没有用过，在这只是一般介绍。

5. 苍术治风寒湿痹、死肌，肌肉很硬，颜色发深者，有很好效果。

6. 苍术除湿发汗，健胃安脾，是治痿要药。痿病独取阳明，不仅常用白术，苍术也是非常主要的药。

7. 鉴别。①苍术气味辛烈，除湿发汗之功大，散多于补；白术甘温性缓，健脾祛湿，温中土之力较强，补多于散。②苍术宽中发汗，其功胜于白术，补中除湿其力不及白术。③《本草崇原》记载："白术性优，苍术性劣；凡欲补脾，则用白术，凡欲运脾，则用苍术；欲补运相兼，则相兼而用；如补多运少，则白术多而苍术少，运多补少，则苍术多而白术少。"

对于防风、羌活、独活，我临床应用十分广泛，但主要有三个方面：一是风寒湿痹；二是治疗各种疹子，比如五皮五藤饮，我每每都加防风、羌活、独活，效果很好；三是作升提药，李东垣有四大主方，其中补中气抑阴火升阳汤，就是补中益气汤加上防风、羌活、独活，在这里取防风、羌活、独活的升提作用。有时需要升阳，只用柴胡、升麻药力不够，可以加这三种药。我临床常用这三味，也有很好效果。

【用量】3 ～ 10g。

## 张炳厚

2016-12-28

各位学子，张氏医门零金碎玉微信小课堂第48讲。

**秦艽：散风燥湿，和血柔筋，退虚热。**

【性味、归经】苦、辛，微寒。归胃、肝、胆经。

【应用与鉴别】

1. 用于痹证挛急。秦艽味辛，能散风湿之邪，特别能治下肢部由风湿所致疼痛。因其入肝经，而又能和血柔肝止痛，故又能治疗风湿所致的肢节疼痛、挛急不遂等症。如《备急千金要方》之独活胜湿汤，由独活、桑寄生、秦艽、防风、细辛、当归、芍药、川芎、生地黄、杜仲、牛膝、人参、茯苓、桂心、甘草组成，益气血，补肝肾，祛风湿，止痹痛。秦艽配防风，在方中祛风邪，行肌表，且能胜湿。本方标本兼治，为扶正祛邪之良剂。痹证常见筋骨肌肉挛痛，重着麻木，肢体不利，是风寒湿三气杂至，痹于经络筋骨之间所致。本方所治是风、寒、湿邪气痹着于筋骨，日久肝肾两虚，气血两虚之证。故方中重用益肝肾，补气血之药物，配以祛风寒湿之品，可使血气充则风湿除，肝肾强则痹痛愈。秦艽能祛风湿，疏经络，流利关节，又为祛风湿之润剂。秦艽性味辛平，各种风湿痹皆可用，但需知秦艽其性平而寒，以治疗热痹最为适宜。若关节发热肿痛，可与忍冬藤、防己、黄柏等药配伍；凡风寒湿关节发凉，遇寒即发，或疼痛加重者，可用本方配伍天麻、羌活、川芎等药。如《医学心悟》之秦艽天麻汤，若痹证日久，经络不通，必加通络之品，如木瓜、五加皮、伸筋草、海风藤等。

2. 用于虚劳骨蒸之发热。秦艽味苦性平，且有降泄之功，故能清热除蒸，如《太平圣惠方》之小儿骨蒸潮热，食减瘦弱，以秦艽配伍甘草，水煎服即效。《卫生宝鉴》之秦艽鳖甲散，是秦艽、鳖甲、知母、地骨皮、当归、柴胡组方，滋阴养血，清热除蒸，以治骨蒸劳热，肌肉消瘦，困倦盗汗，咳嗽等症。我临证用本方除治疗阴血虚、骨蒸劳热外，还治疗阴血虚，虚火旺所致的痿证及运动神经元病，只要辨证清楚，加减运用，多有效果。

3. 用于湿热黄疸。秦艽兼入肝胆经，又能清利湿热，退黄疸，常与茵陈、栀子、猪苓等药配伍。亦可单用，如《海上集验方》即用单味秦艽治疗黄疸。

4. 秦艽入手足阳明经，故能祛阳明之湿热。阳明有湿热则见肢体酸重、烦热，秦艽能治日晡潮热。

5. 秦艽能治风寒发热，遍身疼痛之外感痹痛，也就是说风寒发热，不管是外感还是痹证，秦艽均能治疗，因秦艽能散结除邪故也。

6.《要药分剂》记载秦艽能安胎。

7. 鉴别。凡散风药多燥，燥能伤阴，独秦艽偏润，祛风而不燥，反有解骨蒸劳热之功，适合痹证兼阴虚者或风湿热痹，为祛风药之润剂。

【用量】6 ～ 12g。

**威灵仙：祛风除湿，通络止痛。**

【性味、归经】辛，温。归十二经。

【应用与鉴别】

1. 用于风湿痹痛。威灵仙辛散温通，性猛善走，通行十二经，既能导，又能利，故多用于风湿所致的肢体疼痛及脚气疼痛等症，如《滇南本草》单用威灵仙煎后加酒少许服下，治疗下肢疼痛、脚气肿痛、经络疼痛、步履艰难等症。威灵仙既能祛风湿，又能通络止痹痛，特别是治风湿麻木不仁，无论上下皆效，为治疗风湿麻木之要药。威灵仙治痹痛，多与其他祛寒湿、通经络药配伍。如《证治准绳》之神应丸，配桂心、当归为丸，温酒送下，治风湿腰痛。我临证常将以上三味药配伍羌活、川芎、防风、姜黄等药，或加入其他方中，治疗风湿腰痛为主的风湿痛，效果颇佳。

2. 用于诸骨哽喉。威灵仙，味咸，有软坚散骨哽的作用，可单用或加砂糖、醋煎服，缓缓咽下，可使骨哽消失。威灵仙可消诸骨哽喉，参考用量为 30 ～ 50g。上学时就听老师讲过，记忆甚牢，但迄今没有用过。

3. 威灵仙治疗顽痹痛风、腰脚四肢疼痛及关节屈伸不利等。我临证多与当归、川芎、海风藤、钩藤、青风藤、络石藤、鸡血藤等药合用，治疗风湿痹证引起的关节屈伸不利，每多取得佳效。如再加全蝎、蜈蚣、小白花蛇等虫蚁药，效果倍增。

4.《要药分剂》记载：“感受风寒发热，遍身疼痛，必以秦艽治之，以其能散结除邪也。”

5. 威灵仙能搜逐诸风，宣通五脏，消痰水，破坚积。朱丹溪说："威灵仙，痛风之要药也，其性好走，通十二经，朝服暮效，辛能散邪，故主诸风，咸能泄水，故主诸湿。"

6. 鉴别。威灵仙性善通行，走络行经，可导可宣，十二经络，无处不到，行气祛风为他药之所不及。

【用量】3 ～ 12g。

**张炳厚**
2017-01-11

各位学子，张氏医门零金碎玉微信小课堂第49讲。

**五加皮：祛风湿，壮筋骨。**

【性味、归经】辛，温。归肝、肾经。

【应用与鉴别】

1. 用于风湿痹痛，四肢拘挛。五加皮味辛则能散风湿，性温主通散，能通经脉。五加皮入肝、肾二经，故能强筋壮骨，肝主筋，肾主骨，常治疗肝肾不足之筋骨痿软、腰膝酸痛、脚气痿躄、皮肤风湿及一切下焦风寒湿痹挛急。《图经本草》多载用单味五加皮煎汤，或浸酒常服。在复方中用之者亦多，如《沈氏尊生书》之五加皮散，即五加皮配伍松节、木瓜等舒筋药，治疗各种痉挛拘急者，效果颇佳，我临证治疗痿证、运动神经元病因肝肾两虚有挛急者用之都有卓效。

2. 用于尿有余沥、妇人阴冷、腰膝时痛及瘫痪拘急等症。如《太平圣惠方》之五加皮酒，即五加皮配伍熟地黄、丹参、杜仲、蛇床子、干姜、地骨皮、天门冬、钟乳石，细剉布包，泡酒两日后即可服，须加冰糖，每次服50～100mL，空腹或晚饭后缓服。

3. 用于小儿行迟。如《全幼心鉴》载以五加皮配伍木瓜、牛膝为末，白水送服，长服有效。最近生二胎者甚多，大可一试。

4. 用于利水剂中治疗水肿、小便不利，是借其温肾化浊之功。如《麻科活人全书》之五皮饮，即五加皮、橘皮、生姜皮、大腹皮、陈皮、茯苓皮成方。《中藏经》之五皮散是五加皮加桑白皮成方。二者的区别：《中藏经》之五皮散君药为桑白皮，在利水之中兼降逆下气，《麻科活人全书》之五皮饮君药为五加皮，在利水者中兼祛风湿。因五加皮是治风湿药，临床中可随症灵活运用。也就是治风湿主用五皮饮，不是五皮散。

5.《本草经疏》曰："经云，伤于湿者，下先受之。又云，地之湿气，感则害人皮肉筋脉。肝肾居下而主筋骨，故风寒湿之邪，多自二经先受。此药辛能散风，温能除寒，苦能燥湿，二脏得其气，而诸证悉瘳矣。又湿气浸淫，则五脏筋脉缓纵，湿气留中，则虚羸气乏。湿邪既去，则中焦治则筋骨自坚，气日益而中自补也。"

6. 鉴别。五加皮有两种，入药以南五加皮为良，南五加皮有香气，故处方又名香加皮；北五加皮无香气，有毒。

【备考】五加皮虽无纯补之功，亦无损正之害，是有五加皮酒可久服之说。

【用量】9 ～ 15g。

**木瓜：舒筋活络，祛湿和胃。**

【性味、归经】酸，温。归肝、脾经。

【应用与鉴别】

1. 用于舒筋活络。木瓜入肝经，味酸，故有很好疏肝活络作用。木瓜亦入脾经，故能燥湿和胃，且能祛湿除痹，为治久风顽痹、筋脉拘急之主药。治筋急项强，不可转侧，以木瓜配伍乳香、没药、生地黄为方，我常用此小方加入其他相应方剂中，治疗项强筋急，效果很好。此小方名为木瓜煎，出自《普济本事方》。

2. 用于脚气肿痛、冲心烦闷，常与吴茱萸、槟榔配伍，如《证治准绳》之鸡鸣散，即槟榔、陈皮、木瓜、吴茱萸、紫苏、桔梗、生姜成方，本方温宣降浊，方中用木瓜取其导下舒筋通络，并配槟榔以导湿。鸡鸣散是将其煎好的药汁，在次日五更时分 3 ～ 5 次冷服，冬季略温亦可。服此药后至天明时，当下黑色粪水，是肾家所感寒湿毒气下来也，早饭前后则痛止肿消，此即鸡鸣散之名的来源。我上大学时，余无言名老中医曾给我详细介绍过此方，治疗肾家风寒湿毒者诸证甚妙，遗憾的是迄今没有机会使用，望诸位学子治脚气冲心肿痛时大胆一试，也是间接传承余老的经验。

3. 用于治疗吐泻转筋。木瓜能除湿和中，舒筋活络，以缓挛急，因升降失常所致的呕吐腹泻、腹痛转筋者，常与吴茱萸、半夏、黄连等药同用，如《三因极一病证方论》之木瓜汤，《霍乱论》之蚕矢汤。又如《仁斋直指方》之木瓜汤、即木瓜配吴茱萸、茴香、紫苏、生姜、甘草成方，治疗吐泻不已、转筋、胸闷等症。

4. 用于温阳健脾，行气导水。如《济生方》之实脾饮（本方将在温化水湿药中详细介绍）。木瓜在此方中主要的功用是行气导水，使气行湿化。木瓜味酸入肝能化食，性温入脾能和胃，故能助消化。

5. 木瓜酸敛，酸能走筋，敛能固脱，得木味之正，该疏泄就疏泄，故尤专入肝益筋走血，故能治疗腰酸无力、脚气、足腓转筋，并为治疗上述诸证的引经药。

【备考】①木瓜以湖北省宣城产者最佳，故名宣木瓜，其主要作用在于祛湿蠲痹舒筋，脚气病常用之，又为足腓转筋之要药。利用酸能走筋，入经络而舒其痉挛，风湿痹证肌肉筋络挛急者每每多用，故把木瓜列入祛风湿药中，效果甚佳。②脚气病是中医古籍中记载的常见疾病之一，是一类符合以足胫麻木、酸痛、软弱无力为主症，以不仁不用，其状令人痹不知痛、弱不能举为特征的疾病。古有缓风脚弱之称，人们普遍认为是西医学中的维生素 $B_1$ 缺乏症。隋·巢元方《诸病源候论》将脚气病分为“脚气疼不仁、痹弱、肿满、上气、心腹胀急及惊悸”等几个部分，或然症状 20 余个，比如下肢麻痹、冷痛、痿弱、挛急、水肿、气上冲心、腹痛、心悸等，甚至出现神志昏愦，语言错乱。脚气病有干脚气、湿脚气、寒湿脚气、痰湿脚气、脚气冲心等不同类型。

大家现在掌握的治疗痹证的方剂并不多，掌握的药就更少了，补肝肾的方剂大家知道的可能也就是独活寄生汤、蠲痹汤几个方子，筋骨拘挛、痹痛多与肝、肾二脏相关，风湿病久病不已，则内舍肝肾，为什么内舍肝肾呢？肾主骨，肝主筋，不管什么痹证，可根据肌肉和骨头、关节周围的筋为肝肾所主进行治疗，所以大家应在这方面重点研究。

【用量】6 ～ 12g。

**张炳厚**

2017-02-09

各位学子，张氏医门零金碎玉微信小课堂第 50 讲。

**白花蛇：搜风邪，通经络，定惊镇痛。**

【性味、归经】甘、咸，温。有毒。归肝经。

蛇性善窜善蜕，与风邪善行数变相似，透经络，搜风邪，内走脏腑，外达皮肤，善治诸风诸痹、一切疠癞等疾。白花蛇是蛇类药中第一要药。此篇中我讲的白花蛇均是小白花蛇，不是大白花蛇。

【应用与鉴别】

1. 用于风湿痹证。白花蛇有很强的祛风通络定痛作用，可用于以下几种风证：风湿痹证、筋脉拘急；口眼㖞斜，肢体麻木，中风后半身不遂；麻风、疥癣顽疮、风湿瘙痒等症。前贤云此药“透骨搜风”，对上述严重之风病，为“截风要药”。历代应用白花蛇，制成丸、散、膏、丹、酒甚多。如《医垒元戎》之驱风膏，即白花蛇配伍天麻、荆芥、薄荷，共为末，好酒二升，蜜四两，石器熬成膏，治风瘫疠风，遍身疥癣。又如《濒湖集简方》之白花蛇酒，即白花蛇配伍全蝎、当归、防风、羌活、独活、白芷、天麻、赤芍、升麻、甘草，与糯米酿酒服，我们也可以改为酒泡，治疗诸风不论长久，手足缓弱，言语謇涩，或筋脉挛急，肌肉顽痹，皮肤燥痒，骨节疼痛或生恶疮疥癞等病候。

在同仁堂中医院门诊出诊时，我有一男性运动神经元疾病患者，我用秦艽鳖甲汤加黄芪、赤芍组方治疗语言謇涩明显好转，其中黄芪用到80g，手足缓弱、筋脉挛急等症虽有减轻，但效果并不理想。制马钱子治疗多数运动神经元病均有很好效果，但此例病人服制马钱子不但无效，反而腿脚拘挛疼痛明显加重，我改用白花蛇入煎剂，以观疗效。对于运动神经元疾病，我治疗过几例，这个还算好的，我准备用上方，即白花蛇酒改汤剂或酒浸剂一试。

2. 用于破伤风、小儿急慢惊风。白花蛇有定惊止抽搐之作用。如《普济方》之定命散，即白花蛇配伍乌梢蛇、蜈蚣，能治疗破伤风、颈项僵直，取白花蛇之定惊功用。

3. 用于祛风、息风、定痛。根据我临证数十年经验，无论内风还是外风，凡因风而导致的疼痛，白花蛇用之都有良效，且痛之愈甚，疗效越佳。凡因风邪导致的头痛头风，我在川芎茶调散类方中必加白花蛇，效果倍增。如赵文景在病房治疗一例头痛顽疾，用川芎茶调散类方加白花蛇2条另煎，兑服，因家属不慎，将1条白花蛇加入1剂药中同煎，赵打电话问我是否能吃，我斩钉截铁地说：让病人放心大胆服用，但你要注意观察。果然1剂药后，诸症若失。再如我治疗带状疱疹，常在治疱疹五皮五藤饮类方中加入白花蛇，又如我治疗三叉神经痛，在治三叉神经痛滋生青阳汤类方中加入白花蛇，大家均知道带状疱疹后遗神经痛及三叉神经痛是非常难治的，世界上均无有效方法，我用上两方加入白花蛇，可谓疗效神速。我治疗顽固性皮疹，常选用治皮疹五皮饮类方加白花蛇。以上方中用白花蛇均取其祛风、息风、定痛作用。另外据我临床观察，用白花蛇与否，效果判若两人。所以我认定白花蛇是治痛之友，治痛药之王。

4. 用于头痛、头风、偏头痛、脑作痛。《圣济总录》之白花蛇散，即白花蛇（酒浸，去皮骨），配伍天南星、石膏、荆芥、地骨皮，共研细为末，每服一钱，茶汤调服，每日 3 次。此方是我在本次备课时查到的，看来用白花蛇治疗头痛头风非我发明。我治疗头痛，如用川芎茶调散治疗血管虚性头痛，一般方中都用全蝎 3g，蜈蚣 3 条，很有效果。如果无效，加入白花蛇，必定有效，这是我的临床经验。

5. 关于白花蛇用量。我研究若干年，因为文献均讲白花蛇加在丸散膏丹酒中，没有加在汤剂中用之的记载。我怎么用呢？用白花蛇 1 ～ 2 条另煎，在 7 剂药中兑服，即开 7 剂药，白花蛇另煎一个半小时以上，取 500mL 左右，分 14 次兑服。若用煎药机器煎药，则加入 7 剂药同煎。近两年治疗顽疾剧痛，我尝试增加白花蛇用量，以达到更好疗效。一是每 7 剂药中，加用 2 ～ 4 条白花蛇，兑煎或同煎，或隔剂药加 1 条白花蛇同煎，或连服两剂休息一天（即第 1 剂加入白花蛇煎，第 2 剂不加入，这样第 1、3、5 剂加入，第 2、4、6 剂不加）。这是因为白花蛇有毒，结果功效比白花蛇另煎兑服或同服效果明显增高。

6. 鉴别。蝎子、蜈蚣与白花蛇均是息风解毒药，偏于息风解毒者，多用全蝎、蜈蚣，偏于解毒息风者，多用白花蛇。也就是说全蝎、蜈蚣偏重于息风，白花蛇偏重于解毒。

【用量】3 ～ 10g；研末一次吞服 1 ～ 1.5g。

张炳厚
2017-03-01

各位学子，张氏医门零金碎玉微信小课堂第51讲。

**乌梢蛇：祛风湿，通经络，定惊镇痛。**

乌梢蛇味甘咸性平，具有祛风湿、通经络、止痛定惊之功。临床多用于治疗风湿痹证及皮肤疖疹等，有很强的消炎、镇痛、镇惊作用。

【性味、归经】甘，平。归肝经。

【应用与鉴别】

1. 用于祛风通络，乌梢蛇善于祛风通络，治疗以下几种风证，风湿麻痹，皮肤疥癣痒疹、麻风、惊痫等。多用乌梢蛇单味焙干研为细末，或浸酒服。多配伍宣通除湿方药，治疗风湿顽痹和类风湿病。

2. 用于面疮、疮疹，如用乌梢蛇肉烧灰，猪脂调敷。

3. 用于婴儿撮口不能吮乳者，如《太平圣惠方》用乌梢蛇酒浸去皮骨，炙半两，伍麝香1分为末，每用半分，荆芥汤灌下。

4. 朱良春说："乌梢蛇性平力逊，善走血分，具有搜风通络、攻毒定痉、强壮起痿之功。"

5.《开宝本草》载："主中风湿痹不仁，筋脉拘急，口面㖞斜，半身不遂，骨节疼痛，大风疥癞及暴风瘙痒，脚弱不能久立。"

6.《药性论》载："治热毒风，皮肤生疮，眉须脱落，瘸痒疥。"

7. 鉴别。①白花蛇和乌梢蛇均为截风要药，但白花蛇主肺脏之风，更为白癜风之专药（肺主皮毛故也）；乌梢蛇主肾风，主治阴囊湿痒、绣球风、风湿、类风湿病、肌肤麻痹及皮肤疖疹等病。二者主治悬殊。②乌梢蛇祛风镇痛的力量远不如白花蛇，而乌梢蛇性平无毒，久服无弊，偏于祛风湿，通经络，主治风湿痹证、风痒癣疥、骨结核等。

【用量】3 ～ 12g；研末每次服 2 ～ 3g。

**黑蚂蚁：性味咸平，有小毒。有祛风湿、益气壮阳、滋补之功，外用消肿解毒。《明代彝医书》言，祛风湿，治风湿性关节炎，淋巴结核，治上腹疼痛，亦能补虚滋阴壮阳。**

【性味、归经】味咸、酸，性平。归肝、肾二经。

【应用与鉴别】

1. 用于祛风湿，通经络。主治类风湿关节炎、强直性脊柱炎。因其性平味咸平，故可加入治寒痹和热痹的方剂中应用。我临床常将其加入痹证疼痛三两三类方中治疗寒痹；也常加入白虎加桂枝汤中治疗热痹；亦能加入桂枝芍药知母汤中治疗风寒湿痹化热之热痹。

2. 用于遗精、阳痿、早泄。我临床治疗上述病证时，每每加入黑蚂蚁 5g，如用右归丸类方，即加海狗肾、海马，治疗阳虚证，以五子衍宗狗马类方治疗阴阳两虚者，可明显增加疗效，同时对男性不育、精液异常者也有一定疗效，加入淫羊藿，效果更佳。

3. 用于产妇乳汁不足或乳汁不下者。我临证应用自拟方下乳神效汤，即黄芪、党参、当归、乳香、没药、瓜蒌、王不留行、黑蚂蚁、猪蹄肉成方，效如神助。但需服药前和服药后用梳子从乳房四周向乳头刮 50 次。

【用量】研末，2 ～ 5g；或入丸剂；或浸酒饮。外用适量。

**地龙：清热通络，止痉，利尿。**

【性味、归经】咸，寒。归肝、脾、膀胱经。

【应用与鉴别】

1. 用于清热通络。治疗风湿热痹，关节红肿热痛，以下肢为主的关节屈伸不利，常与桑枝、忍冬藤、络石藤、赤芍等药配伍。我临证常用白虎加桂枝汤化裁治疗热痹，即桂枝、白芍、石膏、桑枝、忍冬藤、络石藤、赤芍、地龙。再如我临证常用当归拈痛汤（当归拈痛防羌升，猪泽茵陈芩葛朋，二术苦参知母草，疮疡湿热温服皆应）加入地龙，治疗下肢疮疡、脚气、湿热下注之风湿热痹。以上用地龙皆取其性寒下行，通经络，可增加以上各方的效果。

2. 用于活络，治疗肢体屈伸不利。如《太平惠民和剂局方》之活络丹，即地龙、川乌、草乌、天南星、乳香、没药成方。又如《医林改错》之补阳还五汤，即黄芪、赤芍、当归、红花、地龙、川芎成方，治半身不遂，口眼㖞斜，语言謇涩，小便不尽等。我临床常用此方治疗因阳气不通，瘀血阻滞导致的运动神经元病，有一定效果，但生黄芪必须用到 80 ～ 120g。

3. 用于清热止痉，止抽搐等。本药能息风、祛风止痉，又能清热，可单用或复方应用。如《本草拾遗》中用其治疗热狂、癫痫，即用盐将地龙化为水服用。又如《应验方》中以本品捣烂配朱砂面做丸服，治疗壮热癫痫之证；用地龙配伍钩藤、僵蚕、草河车等清热息风药。近代也用地龙洗净，加白糖水服，治疗精神分裂症之热狂者。

4. 用于利尿。地龙其性寒下行，解热疾，故能治疗热结膀胱，小便不利，或尿闭不通等，单味地龙或配其他利尿药，即可取效。如《斗门方》中治疗小便不通，以地龙捣烂，浸水，滤取浓汁饮用。

5. 用于痰鸣哮喘。现代药理研究表明地龙能扩张支气管，效果很好，尚有很好的平喘作用。因地龙性寒，故适用于治疗热性支气管炎，可研磨水冲服。我临证常将其加入麻杏石甘汤中，观察发现效果倍增。

6. 近代研究地龙有明显的降压作用，因为地龙性寒下行，故对肝阳上亢、肝火上炎之血压高最为适宜。

7. 活地龙 3 ～ 4 条，捣烂成泥敷脐部，治疗小儿惊风或小便不通，我临证用以上方法配伍少许麝香，治疗小儿痟证，大小便不通，常收意外之效。

8. 鉴别。凡病在经络或小便不通等症，皆可用地龙。地龙止惊风之功，比蜈蚣、全蝎效力低，但性平和，活者力量较大。

【用量】5 ～ 15g；鲜品 10 ～ 20g。研末吞服，每次 1 ～ 2g。外用适量。

【祛风湿药结语】

本章所介绍之中药，虽均为祛风湿药，但在临床中各有特点。防风性弱，善去周身之风，又能助黄芪以扶正；

羌活性烈，专治风邪，羌活善入上焦而理上，直达颠顶，专治游风头痛、风湿骨节疼痛；独活行下焦而理下，疏导腰膝，下行腿足，专治伏风头痛，腰腿膝足湿痹证。羌活、独活古皆不分，视为一种，但功用有明显区别。秦艽祛风湿，偏治下焦疼痛，功效与独活类似，二者经常配伍应用。白术、苍术皆能燥湿，白术甘温性缓，健脾功大，补多于散；苍术苦温性烈，燥湿力胜，散多于补；白芷、蔓荆子均能散风定痛，而白芷专治眉棱骨痛，并可作为治眉棱骨痛的引经药；蔓荆子治疗太阳穴头痛，宜为治头两侧疼痛的引经药；白花蛇解毒，息风祛风，重在解毒镇痛，善治头痛、头风；乌梢蛇祛风解毒，祛风胜过镇痛，多用于风湿痹证，是皮肤疹疥，特别是颜面疮疹的要药，同时乌梢蛇有很强的消除炎症的作用，性善无毒，久服无弊；黑蚂蚁祛风湿，且有强壮起废的作用，补气壮阳，又可补阴，内服可治疗风湿痹证和类风湿关节炎，亦治遗精、阳痿、早泄、不育证，外用可以消肿；地龙性寒下行，善解热肌，专治风湿热痹，热结膀胱，小便不利或尿闭，又有降压定喘之功。

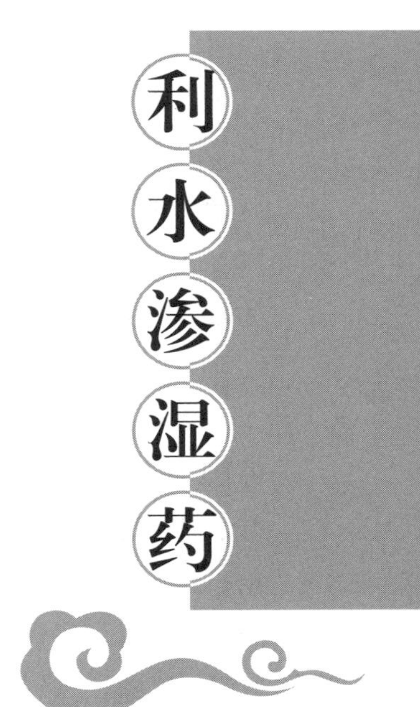

# 利水渗湿药

**张炳厚**

2017-03-22

各位学子，张氏医门零金碎玉微信小课堂第 52 讲。

凡是能够渗利水湿，通利小便的药称为利水渗湿药。此类药物能够使小便通畅，尿量增多。本类药物大多味淡气平，故又称淡渗利湿药。

凡是能够使水液从二便排出的药物，称为逐水药。因为逐水药能引起强烈的腹泻，故有些本草医籍将逐水药列为泻下药。

人体内的水液运行不畅或聚集成痰，或散则为湿，或停则为水。水湿不向体外排泄，而留于体内，导致出现浮肿、胀满、喘呕、癃闭等症。水湿或与热相并，或与寒相结，产生各种病证。水湿蓄积于里，轻者可用茯苓、猪苓、泽泻、滑石等药物通利小便，重则可用甘遂、芫花、大戟等药物破水攻坚，大泻水湿。

本类药物分为渗湿、逐水两类，渗湿药物药性缓和，性味多甘、淡、寒，有利尿、渗湿的作用。逐水药之药性均甚猛烈，药性多辛温或苦寒，用于水肿、痰饮等实证。

淡渗及逐水药均易伤津液，故对阴虚者使用，应该慎重。逐水药剂量不能过量，且只能用于形体壮实，脉象沉实者，脉虚或弱者忌用。甘遂、芫花、大戟、商陆有坠胎之不良反应，故妊娠者禁用。又逐水药除商陆外，均与甘草相反，配伍应该注意。以上部分需要灵活掌握，因为现代人体质与古人差别很大，另外中医讲究配伍，配伍可以反佐其不良反应，但甘遂、芫花、大戟、商陆均有坠胎作用，是妊娠妇女的绝对禁忌药。

**茯苓：茯苓及赤茯苓、茯苓皮、茯神、连皮茯苓。利尿渗湿，健脾安神。**

【性味、归经】甘、淡，平。归心、肺、脾、膀胱经。

【应用与鉴别】

1. 用于利水渗湿。茯苓味甘而淡，甘能和中，淡能利窍，导膀胱而利水，故有利水渗湿之效。若水湿停滞，属偏寒者，多用白茯苓，即茯苓。如《伤寒论》之五苓散，即茯苓配泽泻、猪苓、白术、桂枝成方，化湿利水，一治外有表证，内有蓄水，头痛发热，烦渴引饮，或水入则吐，小便不利；二治霍乱吐泻交作，烦渴引饮，小便不利；三治水肿身重，小便不利，脾肾阳虚者多用；四治痰饮，脐下动悸，吐痰涎而头眩。这里讲一讲相关方剂及区别。虽然我讲的是中药鉴别，但涉及重用本药的方子，我都详细地讲治疗的范围、特点，以及与同类方子的区别。偏于湿热者，用性寒之赤茯苓，如《太平惠民和剂局方》之五淋散，即赤茯苓配赤芍、栀子、当归、灯心草、甘草成方。治疗肾气不足，膀胱有热，水道不通，淋沥不尽，频欲小解，脐腹急痛，或尿如豆汁，或如砂石，或水湿外泛而为水肿尿涩者，多用茯苓皮。如《普济方》用茯苓皮配伍川椒目一味，治疗上症，有特效，我临床常将两味药合用于相应的方子中，能够明显提高疗效。

此外，茯苓的利水化湿作用被广泛应用，如《奇效良方》之四苓散，《丹溪心法》之胃苓汤，《伤寒论》之苓桂术甘汤、干姜苓术汤，《金匮要略》之肾着汤、茵陈五苓散，《济生方》之实脾饮等，均是以茯苓为要药，取其健脾利湿作用。

2. 用于健脾补中，治疗脾虚湿困，水饮不化而食少脘闷或痰饮停滞之症。茯苓既能健脾利湿，又能补气化饮，用之有标本兼顾之功。如《外台秘要》之茯苓饮，即茯苓、人参、白术、枳实、陈皮、生姜成方，治疗心胸有停饮宿水，满闷不能食。

3. 用于宁心安神。茯神、茯苓均有宁心安神之效，茯神宁心安神之效优于茯苓，若配朱砂，则疗效更佳。朱砂，我这里要讲一讲，这味药在古代被广泛应用，亦可与其他药拌用，如朱茯神、朱远志，如今已限制应用。朱砂怕热，见热则有毒。我用朱砂治疗失眠时，经常用凉水送服，服药为下午 2 时和入睡前半个小时，入睡前把朱砂放入嘴中，凉开水送下，和汤药隔开半个小时服用，因为汤药也是温的。现在药房配有朱砂面，0.5g 一包，我一般用一包。也可以根据辨证配伍其他药物，组成复方使用。如《百一选方》之朱雀丸，以茯苓配伍沉香研末为丸，人参汤送下，治疗心神不安、恍惚健忘、心悸等症，再如《沈氏尊生书》之交感丹，即茯苓配伍香附为方，治疗情志拂郁、不眠等症，以上方剂均取茯苓之宁心安神作用，我临床常配伍茯神同用。

4. 用于健脾止泻。茯苓有健脾利湿之功，治疗因脾虚湿困，运化失调所导致的腹泻，如《太平惠民和剂局方》之参苓白术散，即以茯苓配伍人参、山药、桔梗、白术、薏苡仁、砂仁、扁豆、甘草、莲子肉成方，补气健脾，和胃渗湿，治疗因脾胃虚弱而致运化失职，湿从内生，饮食不消，或吐或泻等症。《医方集解》之参苓白术散，加陈皮一味，适用于脾胃虚弱，兼气滞不畅，或咳嗽多痰等症。可见方中变药一味，主治随之不同。参苓白术散还能补肺气之虚，理气化痰，增进食欲，补肺损虚劳，在“补土生金法”中，是最常用、最主要的方剂。以“补土生金法”治疗肺结核等，用本方常收捷效。参苓白术散原为调理脾胃、益气安神之剂，目前本方广泛用于内科、儿科等，为脾胃虚弱兼有湿者的平稳调理之剂。我认为参苓白术散是治疗脾胃虚弱的第一要方，因为它治疗范围广，脾胃虚弱，兼湿兼痰，一切诸症，用之均有佳效。如 1980 年我刚来北京中医医院时，曾治疗医院内部一位职工的母亲身体浮肿，检查一切正常，百治无效，我用此方 20 剂即治愈。

5. 茯苓在四君子汤及其类方、变方之中，如《小儿药证直诀》之六君子汤及异功散，《医学正传》之香砂六君子汤，《奇效良方》之六神汤，均是以甘淡之茯苓合白术健脾渗湿，扶助运化为方中臣药。

6. 茯苓在化痰和胃，广泛治痰饮的二陈汤及其类方中，如《备急千金要方》之温胆汤，《济生方》之导痰汤、涤痰汤，《景岳全书》之金水六君煎，《百一选方》之指迷茯苓丸，均起到健脾利湿的作用。因为痰由湿生，湿祛则痰消故也。以上方剂我称为二陈汤类方，均可治疗痰证，以胸闷、脉滑、苔滑有痰者为共性。

7. 脾喜燥而恶湿，茯苓渗湿，湿去则脾健，与补药人参、白术等同用，则疗效更大。水在心下则悸，茯苓能利水，水祛则心宁，故《伤寒论》之苓桂术甘汤，即茯苓、白术、桂枝、甘草成方，主治痰饮病，胸胁支满，目眩心悸或短气而咳者。方中以茯苓为君药，健脾利水，消痰化饮。尤在泾说："痰饮阴邪也，为有形，以形碍虚则满，以阴冒阳则眩，苓桂术甘汤温中祛湿，治痰之良剂也，盖痰饮为结邪，是即所谓温药也。温则易散，内属脾胃，温则能运耳。"

8.《世补斋医书》载："茯苓一味，为治痰主药，痰之本，水也，茯苓可以行水。痰之动，湿也，茯苓又可行湿。"

9. 鉴别。①茯苓有赤白之分。色白者叫白茯苓，即茯苓，主渗寒湿，微有补性，专走气分；色赤者叫赤茯苓，主渗湿热，无补性，兼入血分。茯苓又有茯苓皮、带皮茯苓之区别，茯苓皮专治皮肤浮肿，取其以皮行皮之意。茯苓皮主水肿、肤胀，利水道，开腠理。连皮茯苓可治肢体、脏腑内外各部之积水。抱木茯神则偏于安神。②茯苓、茯神均可宁心安神，而茯苓健脾利湿作用强，茯神安神效果好。

【备考】土茯苓，亦名仙遗粮，为另一品种，今人概以治疗梅毒、恶疮、疥疹等病，治疗消渴病、湿热淋，亦有良效。经我多年临床观察，土茯苓治疗肾功能不全、尿酸高者，有特效。

【用量】6 ～ 18g。

## 张炳厚

2017-04-10

各位学子，张氏医门零金碎玉微信小课堂第 53 讲。

**猪苓：行水，渗湿，泄热。**

【性味、归经】甘、淡，平。归肾、膀胱经。

【应用与鉴别】

1. 用于行水渗湿。猪苓性甘平，以淡渗见长，其利水渗湿之功优于茯苓，治疗小便不利，水肿脚气，带下淋浊诸症，单用猪苓一味即效。如《杨氏产乳方》记载其治疗通身肿满，小便不利；又如《小品方》载其治妊娠子淋；再如《子母秘录》载其治疗妊娠从足肿至腹，小便不利，微渴引饮，皆独用猪苓一味为末，热水调服。亦可与其他利水药配伍成复方，如《金匮要略》之猪苓汤，即猪苓、茯苓、泽泻、滑石、阿胶，先煮药四味，去滓，内入阿胶烊化，温服。猪苓汤治阳明病，症见脉浮发热，渴欲饮水，小便不利，心烦不得眠，或兼咳嗽，呕恶。

2. 用于分利湿热。如猪苓汤以猪苓为君，配伍茯苓甘淡利水，泽泻咸寒，淡泄肾浊，滑石滑利水道，阿胶滋阴清热，合为利水滋阴之良剂。治疗伤寒之邪传入阳明，或少阴化而为热，与水搏结以致水气不化，小便不利，水热互结则津不上承，热更伤阴，以致口渴、心烦不得眠，甚至上泛肺胃，或咳或呕。此时投以猪苓汤利水滋阴，使水去热消，阴复而烦除，实为妥当之治。

3. 用于淋病尿血，宜用猪苓汤。此属湿热蕴蓄下焦之患，取猪苓配伍茯苓、泽泻、滑石分利湿热，阿胶养阴止血，可使淋通血止。我的很多老师喜欢用猪苓汤滋阴利尿，所以我讲猪苓时把猪苓汤重点讲解。

4. 猪苓汤与五苓散的区别。二者同属利水之剂，但二者比较，差异甚大。从主证来看，固然同治小便不利，同用利水之茯苓、泽泻，但五苓散证属外兼表寒，内有蓄水，阴盛则阳气不化；猪苓汤证属热与水结，更伤阴液，阴伤则气不化津。虽见症相同，但病因不同。茯苓、泽泻配伍桂枝、白术，化气利水，猪苓汤以二苓、泽泻，配滑石、阿胶滋阴利水。汪昂说“五苓泻湿胜，故用桂术；猪苓汤泻热胜，故用滑石”，此为简明之论。

5.《本草备要》曰:“猪苓行水利窍，与茯苓同而不补，耗津液，多服损肾昏目。”

6. 鉴别。茯苓、猪苓皆为利尿渗湿药，茯苓走气分，猪苓走血分，脾有水湿宜用茯苓，胃有水湿宜用猪苓。

【备考】茯苓多生于松树根部，猪苓多生于枫树根部。

【用量】6 ～ 18g。

**泽泻：利水道，清湿热。**

【性味、归经】甘、淡，寒。归肾、膀胱经。

【应用与鉴别】

1. 用于利水道。泽泻甘淡利水渗湿，一般多与补脾燥湿药或其他利尿药同用，如《金匮要略》之泽泻汤，即以泽泻配伍白术，治疗心下有支饮，其人苦冒眩之证；又方以泽泻配白术为丸，茯苓汤送下，更增强了补脾燥湿，利尿退肿之效。再如《伤寒论》之五苓散（详见茯苓篇）方中泽泻配伍猪苓、茯苓甘淡渗湿，化决渎之气，畅利水道。

2. 用于清湿热。泽泻性寒，能泻肾经之火，泻膀胱之热，故有治五淋之功，古今医家多在相应方中加入泽泻。在《太平惠民和剂局方》之八正散中加入泽泻治疗湿热淋证，在《普济方》之石韦散中加泽泻治疗砂淋，在《太平惠民和剂局方》之五淋散中加入泽泻治疗热淋、血淋。

3. 用于遗精。相火妄动之遗精，得泽泻以清之，则精自藏，或因湿热下注，扰动精室，导致遗精、滑精频作，古今医家多在方中加入泽泻。如《卫生宝鉴》之猪肚丸，即白术、苦参、牡蛎、猪肚为丸，加入猪苓、车前子、泽泻以清湿热，泻相火。我临床多用于中青年手淫过度兼前列腺炎之遗精者，疗效理想。大多将泽泻合入适宜复方中，且用量多在 30g 以上，效果倍增。

4. 用于治疗胃中停饮，或膀胱停水、小便不利、水肿、泄泻，取泽泻分利二便。

5.《金匮要略》之仲景八味丸中泽泻原为小便不利而设，后世之六味地黄丸用泽泻者，以其能泻肾，使补不偏胜，则熟地黄补而不滞，增加补肾之功。我是肾病科的，下面讲一讲金匮肾气丸、六味地黄丸中泽泻的用法。古今医家对于六味地黄丸用泽泻，甚有争议，现在讲一讲。《神农本草经》将泽泻列为上品，云“气味甘寒无毒，主风寒湿痹，乳难消水，养五脏，益气力，肥健。久服耳目聪明，不饥延年，轻身，面生光，能行水上”。明代绮石在《理虚元鉴》一书中解释泽泻之名曰:“盖泽者，泽其不足之水；泻者，泻其有余之火也。惟其泻也，故能使生地、白芍、阿胶、人参，种种补益之品，得其前导，则补而不滞；惟其泽也，故虽走浊道而不走清道，不若猪苓、木通、腹皮等味之消阴破气，直走无余。要知泽泻一用，肺、脾、肾三部咸宜，所谓功同神禹者此也。古方用六味丸，用之功有四种，《颐生微论》论之极详。庸医不察，视为消阴损肾之品，置而不用，何其谬甚！”此论对景岳一派医家关于泽泻的观点可谓是针锋相对的批评，张景岳认为，仲景《金匮要略》用茯苓、泽泻渗利太过，未免减去补力，仲景肾气丸用泽泻，功效有二,一为利水，二为补阴。因泽泻走浊道而不走清道（轻清上浮谓之清，重浊下沉谓之浊，有利于人体者为清，代谢产物为浊，小肠之泌别清浊，水谷精华部分叫清，糟粕部分由大小便排出叫浊。走浊道则排浊，不走清道则不伤正。泽泻虽曰咸以泻肾，乃泻其肾邪，非泻肾本也）。泽泻入肾而不泻气，故利水亦可补阴；又因泽泻泻中有补，故前贤于补肾方中频繁为用，各类补药中加入泽泻，可作导引，使补药补而不滞，加强补肾作用。

中医有“肾无实证”“治肾无泻法”“补阴不利水，利水不补阴”之说，庸者对泽泻之功用，只知其泻，不知其补，所以对金匮肾气丸和后世六味地黄丸用泽泻持反意。泽泻之补，大抵是有养五脏、益气力、起阴气、补虚损五劳之功。诸学子切记切记。

6.《本草纲目》曰:“泽泻气平，味甘而淡。淡能渗泄，气味俱薄，所以利水而泄下。脾胃有湿热，则头重而目昏耳鸣，泽泻渗去其湿，则热亦随去，而土气得令，清气上行，天气明爽，故泽泻有养五脏、益气力，治头眩、聪明耳目之功。”

【备考】泽泻在我国江南各地均有栽培，福建、四川产出颇丰；产于四川者为川泽泻；产于江西、福建产者名为建泽泻，质量最佳。

【用量】3 ～ 12g。

**张炳厚**
2017-04-24

各位学子，张氏医门零金碎玉微信小课堂第 54 讲。

**车前子：利水渗湿，通淋，清肝明目，清暑治呕止泻。**

【性味、归经】甘，微寒。归肺、膀胱、大肠、肾、肝经。

【应用与鉴别】

1. 用于利水止泻。车前子性寒而滑利，车前子能利水道而分清浊，小便利则泻自止。治水泻初起，小便不利，一般单味用药即有效，更多是与白术、茯苓、猪苓、泽泻等药同用，则实脾、利湿、止泻效果更好。

《本经逢原》曰："车前子专通气化，行水道，疏利膀胱湿热，不致扰动真火，而精气宁谧矣。故凡泻利暴下病。小便不利而痛者，用车前子为末，米饮服二钱，利水道，分清浊，而谷脏止矣。"

2. 用于利水通淋。车前子性寒而滑利，故能利水而通淋，治疗热结膀胱，小便淋闭，可与其他清湿热利水通淋药并用。如《梅师方》中治孕妇热淋，即以车前子配伍冬葵根水煎服。再如《太平惠民和剂局方》之八正散，即木通、萹蓄、瞿麦、车前子、滑石、大黄、甘草梢，治疗湿热下注，小腹急满，小便混浊，溺时涩痛，淋涩不畅，或癃闭不通，咽干口燥，渴欲饮冷，脉实而数。

八正散主治淋病，是湿热下注之证。湿热下注，蓄于膀胱，则水道不利，小便热涩淋痛，甚则闭而不通，改用本方通热利水，使邪从下达，则癃闭自通。另治邪热上炽，热灼津伤，症见咽干口燥，渴欲饮冷，使用本方清热利水，使热从下行，则阴能上乘，故诸症自愈。车前子在本方中主要起到降火利水之作用。

3. 用于清肝明目。车前子入肝经，泻肝经湿热，能引热下行，故能清肝明目，如《医宗金鉴》之龙胆泻肝汤，即龙胆、黄芩、栀子、泽泻、木通、车前子、当归、柴胡、甘草、生地黄成方，一是主治肝经实热，胁痛口苦，目赤，耳聋耳肿，二治肝经湿热下注，小便淋浊，阴肿阴痒，囊痈便毒。

龙胆泻肝汤证是由肝火兼夹湿热所致，肝火上逆，则胁痛口苦，心中烦热，目赤肿痛，耳聋耳肿；湿热下注则见淋浊尿血，阴肿阴痒，囊痈便毒等症。本方具有泻肝火，利湿热之功，故对上述诸症治之有效。肝火降，湿热清，诸症自愈。方中车前子与木通、泽泻主要起到清利湿热之作用。

4. 用于暑热吐泻。如《杨氏家藏方》中的车前子散，即车前子、白茯苓、猪苓、香薷、人参，研为末，灯心汤调服，治疗暑热吐泻，烦闷口渴，小便不利。

5.《神农本草经》曰："车前子味甘寒，无毒。主气癃，止痛，利水道小便，除湿痹。"车前子以利水化痰为主功，但性寒又能清，为甘兼能补虚，故古有强阴益精之说，以其导浊而性较平和耳。徐洄溪曰："凡多子之药皆属肾，故古方用入补肾药也。盖肾者，人之子宫也。车前多子，亦肾经之药。然以其质滑而气薄，不能全补，则为肾府膀胱之药。”车前子与茯苓、泽泻俱利水而走气，为妙品，故虽非水之正药，实均为生水之要药。东垣谓其“与茯苓同功”。《医林纂要》曰：“车前子，功用似泽泻，但彼专去肾之邪水，此则兼去脾之积湿；彼用根，专下部，此用子，兼润心肾。又甘能补，故古人谓其强阴益精。”

6. 用于利尿消肿。这里主要谈济生肾气丸，使用济生肾气丸是治肾八法的通治法。肾气丸本为化气利水之剂，但水气有微甚之别，微者用肾气丸则饮水自除。故仲景曰：短气有微饮，肾气丸主之。若甚者则嫌肾气丸利水之力欠足。水湿为患已甚，当加重利水之品，故用济生肾气丸，即肾气丸加车前子，倍茯苓、怀牛膝，旨在增强其利水之力。对济生肾气丸有的医家认为附子为君药，薛新甫《成方切用》中的重订济生肾气丸以茯苓为君药。加牛膝入血分而通瘀，是秉承“精不利则为水”之论旨而用药。治水肿凡水气太盛者，俱当酌佐活血之品，可增强利水之效。我临证治肿，重视用活血药，除牛膝外，我常用益母草、泽兰活血利尿。此处讲之肾气丸是指桂附地黄丸，其方是金匮肾气丸，用熟地黄易干地黄，用肉桂易桂枝，旨在增加补肾阴和温阳的作用（成药金匮肾气丸实为桂附地黄丸加牛膝、车前子，即济生肾气丸也）。济生肾气丸仍以桂附补肾气以强脾，熟地黄、山萸肉滋真阴而利水，以温补配通利，即无损于真元，故水气较甚，而脾肾两虚者，济生肾气丸为常用之方，景岳谓其“补而不滞，利而不伐，凡病水肿于中年之后，及气体本弱者，但能随证加减用之，其应如响，诚诸方之第一，更无出其上者”。故济生肾气丸治疗肾水，若风邪已去而病久者，堪称有效之良方，望医者勿因药味貌似桂附地黄丸，而忽略其组方之精义。

7. 鉴别。车前子功用大致与泽泻相同，泽泻长于去肾水，车前子专行膀胱之水。车前草偏于利无形之湿热，车前子偏于行有形之水液。

【用量】3 ～ 12g。

附：车前草

车前草功同车前子，而更长于清热解毒，故又治热证出血及皮肤疮毒。夏季有鲜车前草，治热痢有佳效。

**张炳厚**
2017-05-10

各位学子，张氏医门零金碎玉微信小课堂第 55 讲。

**滑石：清解暑热，利水通淋，疗湿疹、湿疮等皮肤病。**

【性味、归经】甘、淡，寒。归胃、膀胱经。

【应用与鉴别】

1. 用于清解暑热。滑石寒滑通利，所以能清解暑热，治疗中暑及湿温之身热、小便不利者。如《伤寒标本心法类萃》之六一散，即滑石与甘草（用量比例为 6 ∶ 1），主治感受暑邪，身热烦渴，小便不利，或吐利泄泻。方中以滑石为君药，味淡性寒，质重而滑，淡能利湿，寒能清热，重能清降，滑能利窍，少佐甘草，和其中气，并能调和滑石之寒滑太过。六一散为治暑常用方，盖暑病多夹湿，所以宜清热利小便，使内蕴之湿热从下而解，则热可退，渴可解，利可止。暑病若未兼湿，则不宜用此方，以渗利而耗伤津液。六一散又名天水散，能清热渗湿，加辰砂名益元散（《张氏医通》），兼有镇心安神之效；或加青黛，名碧玉散，兼能凉肝；或加石膏，名玉泉散，兼解胃热。六一散加薄荷，名鸡苏散，除暑热利湿外，兼能清解风热。

又如《温病条辨》之杏仁滑石汤，即滑石为君，配伍杏仁、黄连、黄芩、郁金、通草、橘红、厚朴、半夏成方，治暑温伏暑，三焦俱受，舌灰白，胸痞闷，潮热呕渴，烦渴自利，汗出溺短者。

我临床治疗暑湿漫延三焦，重责于热者，必用《温病条辨》之三石汤，因暑易伤阴，又壮火食气，因此我在三石汤中加入人参、鳖甲，名参甲三石汤。治疗无数高热不退患者，效如桴鼓，妙不可言。暑湿郁蒸，必须清热利湿，本证就是暑热弥漫三焦，故用三石汤。三石汤组成以滑石为君，配伍石膏、寒水石、杏仁、金银花、竹茹、白通草、金汁（一酒杯冲服）。本方用杏仁宣开上焦肺气，以达膀胱，以治上焦，石膏、竹茹清泄中焦之热，滑石、寒水石、通草泄利下焦湿热，使三焦俱解，金银花、金汁则涤暑解毒，共奏清宣三焦暑热之功，加入鳖甲存津液，加人参大补元气。治暑存津液为众人所知，然亦不可忘“少火生气，壮火食气”，需补气以防耗气，具体病例可参考中医院陈进春、许正锦论文《张炳厚教授临证用药思路配伍研究》。

湿热漫延三焦以热为主，用三石汤；以湿为主，用《温病条辨》三仁汤，即杏仁、滑石、白通草、竹叶、厚朴、生薏苡仁、半夏、白蔻仁成方。此方宣化畅中，清热利湿，治湿温初起，邪气逗留气分，尚未化燥，即暑温夹湿，症见头痛，身重，面色淡黄，胸闷不饥，午后身热，苔白不渴，脉濡。本方以杏仁苦温善升上焦，宣通肺气，白蔻仁芳香苦辛，宣通中焦，和畅脾胃，薏苡仁甘淡，益脾渗湿，疏导下焦，配以半夏、厚朴苦温除湿，通草、滑石、竹叶清利湿热，共奏宣化畅中，清利湿热之功。本方虽未以滑石为君药，但滑石是通草、竹叶等清利湿热药中力量最强者。

2. 用于利水通淋。滑石性寒而滑，寒能清热，滑能利窍，泻膀胱之热结，通利水道，用于小便不利，淋沥涩痛等症。如《备急千金要方》之滑石散，以滑石配冬葵子、车前子、通草等，治疗淋证，尤以治疗产后热淋，疗效更佳。再如《太平惠民和剂局方》之八正散，即滑石、车前子、木通、瞿麦、萹蓄、大黄、栀子、甘草、灯心草成方，清热泻火，利尿通淋，主治湿热下注，少腹急满，小便混赤，溺时涩痛，淋沥不畅，甚则癃闭不通，咽干口燥，渴欲饮冷。方中以木通、车前子、灯心草降火利水，萹蓄、瞿麦通淋之力更强，特别以滑石利窍散结，栀子引火下行，佐以大黄苦寒下达，配以甘草和其中气，以防苦寒太过。一般临床多用甘草梢，取其直达茎中，缓急止痛，全方共奏清热泻火、利水通淋之功，然而甘草梢药房多不备。

八正散所治淋证，是湿热下注之证。湿热下注，蓄于膀胱，则水道不利，小便淋涩疼痛，甚则闭而不通，故用清热利水之剂，使邪从下达，则癃闭自通。邪热上炽，热盛津伤，故咽干口燥，渴欲饮冷，用八正散清热利水，使热从下行，则阴能上承，则诸证自愈。我自拟清肾汤（丸），即飞滑石、萹蓄、瞿麦、石韦、蒲公英、淡竹叶、大红枣成方。本方治疗下焦湿热，阴虚症状不明显的急性泌尿系感染、肾盂肾炎，疗效颇佳。20年前北京中医医院有院内制剂清肾丸，因效果甚好，深受广大患者欢迎，迄今仍有病人问及此药。再有我自制清补地龟汤类方，即熟地黄、龟甲、炒知母、炒黄柏、滑石、石韦、淡竹叶成方，治疗肾阴虚、下焦湿热之急慢性肾炎，各种因阴虚引起的肾功能不全诸病证。临床观察不仅能够改善症状，而且患者检验指标均有不同程度的改善，得到广大同仁及患者的认可。我临床反复观察，只要是属于阴虚证的肾炎、肾功能不全，均有疗效。

3. 用于湿疹、湿疮等皮肤病。滑石为外科药中治疗湿疹、湿疮等皮肤科疾病敷布剂中的要药，有清热与吸收水湿的作用，如《集简方》治疗足趾间溃烂，即用滑石配伍煅磁石、枯矾而成方，为散外涂。20 世纪六七十年代，我在新疆曾配伍使用，疗效颇佳。另有一方以滑石、黄柏二味为末，外用，均可用于各种疮疡湿疹。现在市面上制作的各种痱子粉（爽身粉），多配用大量的滑石粉。

4.《本草经疏》曰："滑石滑以利诸窍，通壅滞，下垢腻，甘以和胃气，寒以散积热，甘寒滑利，以合其用，是为祛暑散热、利水除湿、消积滞、利下窍之要药。"这里有一个需要大家思考的地方，甘寒与苦寒的区别，甘寒可润燥，苦寒除实热。

5.《本草求真》曰："开窍利湿，不独尽由小便而下，盖能上开腠理而发表，是除中下之湿热；下利便溺而行水，是除中下之湿热；热去则三焦宁而表瑞安，湿去则阑门通而阴阳利矣。"

6. 滑石体滑主利窍，味淡主渗湿，能荡涤六腑而无克伐之弊。尤其夏季多用。

【备考】滑石入散，需研之极细，否则伤胃，难以下咽。我一般不用滑石粉，多用飞滑石，由水飞而成细粉，但药房多有误，建议还是用滑石块。

总结，滑石味淡性寒，质重而滑，淡能利湿，寒能清热，重能清降，滑能利窍，望大家牢记。

【用量】6 ～ 18g。外用适量。

**张炳厚**
2017-05-25

各位学子，张氏医门零金碎玉微信小课堂第 56 讲。

**薏苡仁：利水通淋，祛湿除痹，清热排脓，健脾止泻。**

【性味、归经】甘、淡，微寒。归脾、胃、肺、大肠经。

【应用与鉴别】

1. 用于利水通淋。薏苡仁味甘健脾，脾实则能胜水除湿，如《独行方》之用郁李仁煮薏苡仁饭能除水肿，治喘急，很有效。《杨氏经验方》用薏苡仁一味煎服治疗砂淋、热淋，以通为度。再如《温病条辨》之三仁汤，治疗湿热漫延三焦，以湿为主者。方中薏苡仁甘淡益脾渗湿，疏导下焦，加滑石疗效更佳。又如《医原》藿朴夏苓汤，以三仁汤去滑石、通草、竹叶，加入藿香、淡豆豉、猪苓、茯苓、泽泻而成方，与三仁汤相比较，同属于芳淡宣化之剂，同治湿温邪在气分证，而湿邪偏热者。但三仁汤之用滑石、通草、竹叶，清利湿热较胜；藿朴夏苓汤多用藿香、猪苓、泽泻，芳化渗湿之力较优。又如《成方便读》之四妙丸，即苍术、黄柏、牛膝、薏苡仁成方，治疗湿热走注，筋骨疼痛，湿热下流，下部湿疮以及湿热成痿等症，也治疗湿热下注导致的运动神经元病，可谓妙方。本方以黄柏苦寒清热，苍术苦温燥湿，二者相伍以奏清热除湿之功，名为二妙散；二妙加牛膝，即为三妙（出自《医学正传》），主治湿热下注，腿膝红肿等症，三妙丸加薏苡仁即为《成方便读》之四妙丸，方中薏苡仁重在祛湿热，利筋络，四味药合用为治疗湿热痿证、湿热下注运动神经元病之妙方。我临证治疗风湿热痹，湿热下注，症见足拇指、踝关节红肿痛热，用当归拈痛汤合三妙丸，缓解临床症状和降尿酸均有明显效果，但对于肾功能不全引起的尿酸高者效果不显。治疗肾功能不全之尿酸高，还应从肾论治，运用清肾地龟汤合三妙丸或四妙丸，确有实效。可见风湿病湿热下注之尿酸高者，应以治风湿热为主，而对肾功能不全者应当从肾论治，常用清补治法。

2. 用于祛湿除痹。薏苡仁既除湿又清热，且能通利关节，缓和拘挛，对于因湿滞皮肉筋脉的痹证，身热不扬，大筋短软所致的拘挛症有明显效果。如《温病条辨》之薏苡竹叶散，即薏苡仁、竹叶、滑石、白豆蔻、连翘、茯苓、白通草，共为细末，亦可作汤剂使用，主治发热身痛，有汗不解，胸满痞闷欲呕，胸腹等处发出白㾦。白㾦乃因湿热郁阻而生，白㾦状如水晶，破之有淡黄色浆液流出，此系湿热邪气向外透泄之机，故有因湿热不清而反复出现白㾦者。若㾦色枯白而空壳无浆的，谓之枯㾦，是为津液枯竭之候。薏苡竹叶散以连翘、竹叶清热透邪，白蔻仁芳香理气化湿，薏苡仁、滑石、茯苓、通草淡渗分利。一则透热于外，一则渗湿于内，使湿热之邪从表里分消，吴鞠通曾谓此方“以辛凉解肌表之热，辛淡渗在里之湿，俾表邪从气化而散，里邪从小便而驱，双解表里之妙法也”。我读大学期间，夏季常在河里捕鱼捉虾，几乎一个夏季后，腰部以下至足均起水泡，疼痛难言，直到大学学温病，学到此方，其所主治病的病因病机和我的病证如出一辙，故求一试。服此方20余剂后，方显神效，诸证消失。以后多用此方治疗同乡他人类似之病。夏季雨水大，许多人涉水过河，多患类似疾病，我用此方治疗，效果甚好。直到现在，治疗湿疹皮肤病，尤其是有浆液、流脓的，常用此方，效果不错。再如《类证治裁》之薏苡仁汤，是治疗着痹之名方，痛痹用乌头汤，风痹用防风汤。薏苡仁汤即薏苡仁、川芎、当归、麻黄、桂枝、羌活、独活、防风、川乌、苍术、甘草、生姜成方。着痹症见肢体关节疼痛重着，肌肤麻木不仁，手足笨重，活动不便，疼痛亦有定处，上证均为湿邪偏胜致病之特点。湿性重浊黏滞，故痛有定处，麻木重着。肢体关节等处，外观多无显著肿胀。方中薏苡仁、苍术为君药，健脾利湿，脾强自可胜湿。有一个需要说明的地方，痛有定处的不仅仅是有瘀血，着痹湿重亦可以痛有定处，因其黏滞之性所致。

3. 用于清热排脓。薏苡仁上清肺金之热，下利胃肠之湿，故能治疗肺痈、肺痿、肠痈等病。薏苡仁有清热排脓之功，可以单用，对以上病证均有疗效。如《济生方》《范汪方》《梅师方》等均用薏苡仁单味治疗肺痈唾脓血之证。《备急千金要方》之薏苡瓜瓣汤，即薏苡仁、瓜瓣、牡丹皮、桃仁成方，用以治疗肠痈证；又如《备急千金要方》之苇茎汤，即苇茎、薏苡仁、瓜瓣、桃仁成方，本方清肺化痰，逐瘀排脓，治疗肺痈咳吐臭痰脓血、肌肤甲错、胸中隐隐作痛，方中以苇茎清泄肺热，为治肺痈之要药，桃仁逐瘀行滞，薏苡仁清利湿热，瓜瓣涤痰除脓。本方由上述四味药组成，看似平淡，但其清热化痰、逐瘀排脓之功十分全面，因病在上焦，故均用清化之品。肺痈多因风热外袭，痰热内结，内外合邪，导致痰热瘀血互结于肺中，酝酿而成痈脓。治疗必须清热化痰与祛瘀并用，方可有效。本方无论肺痈将成已成，均可使用，将成者用之可使其消散，已成者用之可使痰浊脓瘀排出体外。临证使用时可在本方中可加用贝母、桔梗、甘草、金银花、连翘、鱼腥草、牡丹皮等清热解毒、化痰排脓药，疗效更显著。我临证常用此方加减治疗肺痈、肠痈，不仅症状减轻，病情也多有好转。我还用千金苇茎汤治疗支气管扩张，效果显著。许多病人为避免手术，经人推荐来我处就诊，效果之佳为西医院医生所惊奇。我还用千金苇茎汤治疗风湿性心脏病，也多取得佳效。我刚刚来北京时，有一对退休教员夫妇，老太太常气短，无法行走，离我住处很近，后来一问是风湿性心脏病，我就征求其意见用此方治疗，具体疗程已经记不清楚，后来心慌、气短、乏力均明显减轻，可以独立行走。再有薏苡附子败酱散，即薏苡仁、附子、败酱草三味成方，可排脓消肿，治疗肠痈内痈已成，身无热，肌肤甲错，腹皮急，按之濡，如肿状。本方以薏苡仁利湿消脓毒为君药，败酱草排脓破血为臣药，少佐附子辛热以行瘀滞之气，合奏排脓消肿之功。

4. 用于健脾止泻。薏苡仁甘淡，补益脾胃，炒用能治疗脾虚有湿之泄泻，如《太平惠民和剂局方》之参苓白术散，即人参、白术、扁豆、茯苓、山药、甘草、莲子肉、砂仁、薏苡仁、桔梗成方，原方为散剂，当代医师多改汤剂用。本方补气健脾，和胃渗湿，治疗脾胃虚弱，饮食不消，或吐或泄，形体虚弱，四肢无力等症。本方以四君子汤治疗脾胃气虚，在四君子汤基础上加山药、扁豆、莲子肉补脾，以砂仁和胃理气，薏苡仁理脾渗湿，桔梗载诸药上行。就此方功能而言，与四君子汤所治雷同，但临床应用之广泛，远胜于四君子汤。凡脾胃虚弱，饮食不消，吐泻体虚等症，用此方补气健脾，和胃渗湿，自有良效。本方可补脾之虚，除脾之湿，行脾之滞，调脾之气，双合脾胃，都是本方的治疗特点。20 世纪 80 年代，刚刚来到北京中医医院的一位女职工的母亲，全身浮肿，脾虚症状俱全，经若干名老中医治疗，效果不明显，多次查尿常规均为正常，后来找到我试一试。我辨证为中气不足，脾失运化，用参苓白术散加减治疗，先服 5 剂，继服 5 剂，水肿全消，诸症好转。《先醒斋医学广笔记》有一方，名资生丸，即参苓白术散去大枣，加藿香、橘红、黄连、泽泻、芡实、山楂、麦芽、白豆蔻，治疗妊娠前三月流产者，实有佳效。本方和磐石散是我临床治疗流产最常见最得意的两张方剂。

5. 用于治疗暑瘵。暑瘵者因感受暑热而骤然咯血、咳嗽，状似劳瘵，故名暑瘵。如暑湿伤肺者，可用《温病条辨》之清络饮加杏仁薏仁滑石汤，即鲜荷叶边 2 钱，西瓜翠衣 2 钱，鲜银花 2 钱，鲜扁豆花 3 钱，丝瓜皮 2 钱，鲜竹叶心 2 钱，杏仁 2 钱，薏苡仁 3 钱，飞滑石 3 钱成方，水 2 杯煎取 1 杯，日 2 服，此方是我读大学时余无言老师曾重点讲解的方子，说此方效如神助，遗憾的是我从未遇见过暑瘵病人，也没有用过此方。希望诸学子临证中研究其应用，以验其效。

6.《本草求真》云：薏苡仁“上清肺热，下理脾湿，以其色白入肺，性寒，味甘入脾，味淡故也。”

7. 鉴别。薏苡仁炒用能健脾化湿；生用能补脾渗湿，排脓与臭痰，并可行水，消水肿及止泻。

【用量】9 ～ 30g。

**张炳厚**

2017-06-07

各位学子，张氏医门零金碎玉微信小课堂第 57 讲。

**冬葵子：滑利尿窍，通利湿热，所以能利小便通淋，润肠，下乳，催生。**

【性味、归经】甘，寒。归大肠、小肠经。

【应用与鉴别】

1. 用于利水通淋、润肠。冬葵子性滑利，滑可祛着，主治淋病、水肿、二便不通。《备急千金要方》单用冬葵子一味煎汤服，治疗血淋及妊娠淋证。《肘后备急方》单用冬葵子水煎服，治疗关格胀满，大小便不通；《金匮要略》有葵子茯苓散，即冬葵子、茯苓，治疗妊娠有水气，身重，小便不利，洒淅恶寒，起则头眩等症。

2. 用于散痈毒、热毒。冬葵子性味甘寒，故主治各种热性疔疮，如《医宗金鉴》五味消毒饮，即金银花、野菊花、蒲公英、紫花地丁、紫背天葵子各一钱二分，水一盅，煎八分，再加入酒半盅，再滚两三沸，热服，被盖出汗为度。现代多改为汤剂，上方各药多用 3 ～ 5 钱。经我临床验证认为本方清热解毒，是治疗疔毒极佳的方剂，泛治各种疔疮疖疹毒重者，可倍其用量，我多用各 5 钱。煎药将成时，再加入酒半两，再开上几开即可。

3. 用于下乳、催生。取冬葵子滑润利窍之功而下乳，如《妇人大全良方》中云："乳妇气脉壅塞，乳汁不行，及经络凝滞，奶房胀痛，留蓄作痈毒者，冬葵子（炒香），缩砂仁等分，为末，热酒服二钱。"我介绍一下自己的经验，不管用什么方子，都是服药前用梳头的梳子从乳房周围向乳头方向梳 30 ～ 50 次，服药后再梳 30 ～ 50 次，效果很好。催生机制同下乳，取冬葵子滑润利窍之功。

4. 鉴别。凡利水下行之药，均为妊娠者所忌，冬葵子也是滑利药之一。但其花向日而倾，返顾其本，与他物利水之一往直行者有所不同，故张仲景于妊娠有水气，小便不利者，反而每每用之。

【用量】9 ～ 15g。

**汉防己：利水消肿，治疗水肿，风肿，脚气，肿痛，为治疗风水之要药。利水消肿用汉防己，祛风止痛用木防己。**

【性味、归经】苦、辛，寒。归肺、脾、膀胱经。

【应用与鉴别】

1. 用于利水消肿。汉防己善走下行，擅于除湿，治疗水湿停留诸症，能利小便而消肿，证涉虚者，常与益气健脾药同用，如《金匮要略》之防己黄芪汤，即防己、黄芪、白术、甘草，益气健脾，利水消肿，治疗风水，风水者，脉浮身重，汗出恶风，小便不利。本方亦能治疗湿痹，重着麻木。方中以汉防己祛风利湿，黄芪益气固表，白术、甘草培土胜湿，生姜、大枣调和营卫，同时防己配伍白术，利水之功倍增，黄芪配姜、枣，使卫气复振。本方所治风水、风湿是属于表虚者，脉浮为病在肌表，身重为湿在经络，汗出恶风为表虚不固，小便不利是寒湿无出路，表虚湿胜为两者共同病机。表即虚，故不得以祛邪为主；但邪在表，自当邪正兼顾。尤在泾说："风湿在表，法当从汗而解，乃汗不待发而自出，表尚未解而表已虚，汗解之法不可守矣，故不用麻黄出之皮毛之表，而用防已驱之肌肤之里，服后如虫行皮中，及从腰下如冰，皆湿下行之征也，然非芪、术、甘草，焉能使卫阳复振，而驱湿下行哉？"另外，《金匮要略》之防已茯苓汤，即防已黄芪汤去白术、姜、枣，加茯苓、桂枝，为煎剂，治皮水为病，四肢肿，水气在皮肤中，四肢聂聂动者。若水湿停蓄属于实证，则与通泄逐水药配伍，如《金匮要略》之已椒苈黄丸，即防已配伍椒目、葶苈子、大黄成方，治疗肠间有水气而腹满、口舌干燥等症，此为水湿内阻，津液不布也。为什么肠间有水，舌不滑而反干燥呢？我认为是因为体内有水湿内阻，津液不得输布的原因，与口渴不欲饮、口渴而吐等水逆病机类似。临床我常用来治疗脾肾病腹水。

2.用于祛风止痛。木防已辛散风湿壅滞经络，能通利脉道，祛风湿而止痛，治风湿痹痛之证。如《备急千金要方》之防已汤，即防已、茯苓、白术、桂心、乌头、人参、生姜、甘草成方，治疗风历节四肢疼痛不可忍之证，这是与补脾除湿，温中散寒药配伍。如《温病条辨》之宣痹汤，即防已、滑石、栀子、连翘、薏苡仁、杏仁、晚蚕沙、赤小豆皮、半夏成方，此为木防已与清热渗湿，通络止痛药配伍，治疗湿聚热蒸，蕴于经络，寒战热炽，骨骱烦痛，舌色灰滞，面目萎黄。木防已性属苦寒，尤其适用于湿热身痛，治疗风湿热痹。再如《备急千金要方》之小续命汤，即麻黄、木防己、人参、黄芩、桂心（《保命集》作桂枝）、甘草、芍药、川芎、杏仁、附子、防风、生姜，本方扶正祛风，治疗因外风引起的中风，症见口眼㖞斜，半身不遂，语言謇涩，筋脉拘急或神气愦乱等症，也治疗风湿痹证。本方用麻黄、防己、防风、杏仁、甘草、干姜祛风通络，以开其表，防己祛腠理之下之水，因风邪多夹寒邪以侵犯人体，故多取用辛温发散之品。“邪之所凑，其气必虚”，故复以人参、附子、肉桂益气助阳，川芎、芍药调气血，使正气复则邪气去，风邪外壅，里气不宣，易气郁生热，故以黄芩之苦寒以去标热，辛温药起到反佐的作用，诸药共奏辛温发散、扶正祛邪之功。方中桂心在临床有改用桂枝者，桂心善于温肾助阳，桂枝擅于解表，在临证时可随病情需要选用。因外风引起的中风方剂还有大秦艽汤，即大秦艽汤虚中络，㖞斜瘫痪减参珍，秦艽生地石膏共，羌独防芷细辛秦。本方祛风清热，调理气血。十年前我对小续命汤理解不深，临床不会用，读大学时见有的老师治疗面瘫用麻黄、桂枝，并不理解，认为中风多为阴虚血虚，风动阳亢而成，为什么还用麻黄、桂枝辛温之品？这是对于中风有外风、内风之阴不理解。后来治疗外风中风，常用大秦艽汤效果多不理想，后来重温小续命汤和大秦艽汤方剂的功能主治，才理解二者是有着严格区别的。小续命汤是由风寒湿邪引起的外风中风，所以多用辛温、扶正药，达到祛风扶正之功。而大秦艽汤所治是由于风热引起的中风，所以方中以秦艽为君，配伍石膏、生地黄、黄芩等甘寒凉药。据我临床观察，因外风引起的面瘫，风寒多于风热。我治疗外寒属于风寒湿证使用小续命汤，效如桴鼓，特别是风寒面瘫初期，多是几剂药后症状消失。2 年前，北京中医医院两个大夫相继患有面瘫，我就用小续命汤，开一次方子就治好了。

3.《本草拾遗》载："治风用木防己，治水用汉防己。"

4.《珍珠囊》载："去下焦湿肿及痛，并泄膀胱火邪，必用汉防己，龙胆草为君，黄柏、知母、甘草佐之，防己乃太阳本经药也。"

5. 鉴别。汉防己采于汉中，外色白微黄，药用其根，味苦辛，苦能下降，辛能去湿，偏治湿热，尤其下部之湿热，如脚气病等。木防己外色淡黄，偏治风湿，特别是上部风湿，如痹证等。我临床常用的一张治疗上部风湿热痹的方剂，方歌为艽脂牛耳桐自己（九只牛耳捅自己），即秦艽、五灵脂、牛膝、白木耳、海桐皮、防己，防己原方为木防己，木防己专治上肢痹证，现在只有汉防己没有木防己，效果甚佳。

【用量】6 ～ 12g。

## 张炳厚

2017-06-14

各位学子，张氏医门零金碎玉微信小课堂第 58 讲。

**石韦：清热通淋，利水消癃。**

【性味、归经】苦，微寒。归肺、膀胱经。

【应用与鉴别】

1. 用于清热通淋。何为淋证？淋证的主要症状是尿道中有湿热阻塞，小便不利，常欲小便，便时作痛。凡利水道之药都能治淋。石韦苦寒，上清肺热，下达膀胱，故能利湿热以治淋证。石韦能清肺，肺为水之上源，源清则水道通，常用于治疗热淋。《全生指迷方》用石韦配伍车前子，治疗转胞不能小便;《圣济总录》用石韦配伍石膏，治疗小便淋痛。《备急千金要方》之石韦散，即石韦、当归、蒲黄、芍药共研细末，每服 5 分，日 3 次。近代多改用汤剂，本方剂量，每味 3 钱。《普济方》亦有石韦散，即石韦配伍木通、车前子、瞿麦、滑石、榆白皮、甘草、冬葵子、赤茯苓成方，水煎服，治疗石淋，小腹隐痛，茎中作痛，尿出砂石者，亦治诸淋。石韦散、八正散、五淋散三方均治疗淋病，但各有不同。八正散主治湿热蕴结，不仅小便不通，而且大便亦秘者为宜，故用药兼泻二阴（八正散功用主治见滑石篇）；石韦散治疗以石淋、砂淋为宜，方中石韦、滑石、冬葵子等均能通淋滑窍，排泄砂石；五淋散

(《太平惠民和剂局方》)，即赤茯苓、当归、生甘草、赤芍、栀子仁成方，虽说五淋散统治诸淋，实则治疗热淋、血淋，并且以热未结实者为宜，所以药用清利，兼以和血。

2. 用于利水道，消癃闭。石韦苦甘微寒，清肺金以滋化源，通达水道，下达膀胱，故能治疗因湿热而引起的癃闭。如《太平惠民和剂局方》之八正散，清热泻火，利水通癃闭。湿热癃闭乃因湿热下注所致，症见少腹急满，小便混赤，尿时涩痛，淋沥不畅，咽干口燥，渴欲饮冷。本方治疗湿热癃闭选用石韦，以其清热利水，使湿从下行，且阴能上承，故癃闭自愈。

3.《神农本草经》载："主劳热邪气，五癃闭不通，利小便水道。"

4. 石韦有黄毛，需去净，否则摄入肺，令咳不已。

5. 我自制地龟汤类方之清补地龟汤，即熟地黄、龟甲、知母、黄柏、石韦、泽泻、黄芪、当归成方，其中石韦每每必用，因石韦清热通淋，利水消癃，望诸学子验证使用。

**瞿麦：清热利水通淋，破血利窍。**

【性味、归经】苦，寒。归心、小肠、膀胱经。

【应用与鉴别】

1. 瞿麦苦寒沉降，通心经而破血，利小便而导热，故有利水通淋之功，为治淋证常用药，对湿热淋者最为相宜。如《外台秘要》用单味瞿麦末，酒调服，治疗石淋。但在临床上用复方者居多。如《备急千金要方》之立效散，即瞿麦配甘草、山栀仁为末，葱姜、灯心草煎汤送服，治疗下焦结热，小便淋秘，或有出血，或二便出血。《古今录验》即以瞿麦配伍滑石、车前子、冬葵子成方，治疗淋病。

2.《本草备要》载："降心火，利小肠，逐膀胱邪热，为治淋要药。"

3.《本草正义》载："瞿麦其性阴寒，泄降利水，除导湿退热外，无他用。"

4.《日华子本草》载："然必实有实热壅滞者为宜。"

5.《神农本草经》曰："主关格，诸癃结，小便不通，出刺，决痈肿，明目去翳，破胎坠子，下闭血。"

6. 鉴别。瞿麦、猪苓、泽泻均为治疗小便不利的常用药。但瞿麦治疗停而不行之水，猪苓、泽泻能治疗动而不化之水。

【备考】瞿麦能破水通经坠胎，故孕妇禁用。

【用量】6 ～ 12g。

**萹蓄：清热通水，通淋，杀虫止痒。**

【性味、归经】苦，微寒。归膀胱经。

【应用与鉴别】

1. 萹蓄苦寒下行，功专清膀胱之湿热，而利水通淋。《生生编》单用萹蓄煎汤频服，治热淋涩痛；也有与其他利尿通淋药同用者，如《太平惠民和剂局方》之八正散（详见滑石篇），治疗热淋、血淋。

2. 萹蓄能杀虫，故能治疗女子阴蚀疮肌及浸淫疮等症。

3.《本草求真》曰："萹蓄味苦气平，功专利水清热，除湿杀虫……以其味苦则热泄，味苦则虫伏。"

4. 鉴别。萹蓄、瞿麦、萆薢三者均为治疗淋证常用药，都有利湿清热之功，区别是萹蓄治疗淋证小便不爽者，尿时短而黄，湿热阻塞尿路；瞿麦治疗淋证热重于湿，兼茎中痛，痛有热感，或兼尿血；萆薢治疗淋证湿重于热，小便不清，色如米汤状。

5. 北京中医医院有我协定处方，名为“清肾丸”，即石韦、瞿麦、萹蓄、滑石、蒲公英、生地黄等药成方，治疗下焦湿热引起的泌尿系感染、肾盂肾炎，症见尿频、尿热、尿痛者，几十年来运用效果甚佳。但因故停产十余年来，最近应广大患者要求，今年医院再次制作，方中瞿麦、石韦、萹蓄都是今天所讲的，望诸位学子进一步研究此方。

【备考】萹蓄苦平，善祛湿热，治疗湿热之小便不利或湿热蕴结所化生之虫，是其特长。

【用量】9 ～ 15g。外用适量。

今日讲的石韦、萹蓄、瞿麦都是治疗癃闭、淋证之药，大家一定注意中医的淋证不是西医的性病，中医的淋证是以小便频数、淋沥涩痛、小腹拘急引痛为主症的疾病。根据病因和症状特点可分为热淋、血淋、石淋、气淋、膏淋、劳淋六证。三味药相似之处颇多，但区别也是十分分明，大家从相同、不同两方面来学习。

## 张炳厚

2017-07-5

各位学子，张氏医门零金碎玉微信小课堂第59讲。

**桑白皮：行水消肿，泻肺火，平喘。**

【性味、归经】甘，寒。归肺经。

【应用与鉴别】

1. 用于行水消肿。本药健脾化湿，理气消肿。宜治水肿实证而小便不利者，有行水利尿而退肿的功效，尤其治疗颜面部水肿，用之最佳。我记忆里有三味药可治疗颜面性水肿，一味是麻黄，一味是桑白皮，一味是车前子，专治颜面水肿，而且效果最佳。《医学入门》中以桑白皮同青高粱米同煮，名桑白皮饮，治疗水肿喘息。桑白皮也可用于复方，如《中藏经》之五皮饮（又名五皮散），即桑白皮、陈橘皮、生姜皮、大腹皮、茯苓皮各等分，共为粗末，每服三钱，水一盏，煎至八分，去滓，不计时候温服，忌生冷油腻硬物，近代多作汤剂使用。五皮饮健脾化湿，理气消肿，治疗一身悉肿，肢体沉重，心腹胀满，上气喘急，小便不利以及妊娠水肿等。本方以陈皮理气和中，茯苓皮淡渗健脾，两药相配使水行湿化，土能行水；桑白皮泻肺降气，土生金，实则泻子也，使肺气清肃，水自下趋；大腹皮下气行水；生姜皮辛散水气，共奏健脾化湿、理气消肿之功。受上面的五皮饮治疗妊娠水肿启发，我常用五皮饮治疗肾积水，配合蝼蛄，效果很好。五药皆用其皮，故名五皮散。五皮散所治之水肿，属脾虚气滞，湿盛生肿之变。脾属土，气化水，脾虚则湿盛，气滞则水停，故身面悉肿，腹满，小便不利。以五皮散健脾理气化湿，则胀满自消。但需说明，本方主治以皮水最为适合。妇科中有生白术散，为治疗子肿之名方。其方是五皮散去桑白皮，加白术消水兼有安胎之效。这是安胎药，希望大家特别记忆。

临床加减应用：腰以上肿者，加秦艽、紫苏、荆芥；腰以下肿者加赤小豆、赤茯苓、泽泻、车前子、萆薢、防己等药，赤小豆是一个利水药，咱们学中医主要看中医理论，不要光听西医理论，西医认为肾病患者是特殊人群，肾功能下降到一定程度，便应控制蛋白质的进食量，不宜吃豆类食品和豆制品。中医认为赤小豆利水能够起到消蛋白的作用。所以我们用药治疗，必须遵循中医的理念。大便不通者少加大黄、枳实等；腹中胀满甚者，加莱菔子、厚朴、青皮、麦芽等；体虚者加人参、白术等；属阴水者，可加附子、干姜、肉桂；属阳水者，加大黄、黄芩、黄柏、连翘等。若肿消退后，还宜对证调理，以收全功。特别是患水肿后要调脾健脾，杜绝生水之源，水肿则不易再发。

2. 用于泻肺清热，止咳平喘。桑白皮能泻肺热而下气平喘，主治肺热喘逆；用于兼痰盛留饮者，有泻肺行水而消痰之功。如钱乙的《小儿药证直诀》之泻白散，即桑白皮、地骨皮、生甘草，锉散，加入粳米一撮，水二盏，煎七分，食前服，近代常作汤剂用。泻白散泻肺清热，平喘止咳，用于肺热喘咳，皮肤蒸热，洒淅寒热，日晡尤盛，脉细数，舌红苔黄。泻白散为泻肺清热之方，方中以桑白皮泻肺清热，化痰平喘为君药，用地骨皮清肺中伏火而退虚热，甘草、粳米和中健脾，取其虚则补其母之意，故四药合奏可清肺热，定喘咳。如肺经热重，本方药力嫌缓，也就是没那么大力量，加入黄芩、知母以增强清肺之功；肺虚甚者，可加入人参、茯苓以补气。桑白皮在很多书中放在止咳平喘药里，因为我临床治疗肾病较多，常以桑白皮治浮肿，尤其是面部浮肿，所以我把它放在这里，别的本草书也把它放在利水药里。

3. 桑白皮泻肺，利大小肠，降气散血。桑白皮善于利小水，乃实者泻其子也，故肺中有水气，即肺火有余者，更为适宜。《十剂》曰："燥可去湿，桑白皮、赤小豆之属也。"罗天益言其泻肺中伏火而补正气，泻邪所以补正也。

4. 鉴别。桑白皮治水之上源以利水，茯苓皮则治水之下窍而利水；桑白皮泻肺中有余之火，地骨皮泻骨间不足之火。这两味药各有各的长处。

【用量】9 ～ 18g。

**海金沙：利水通淋。**

【性味、归经】甘，寒。归膀胱、小肠经。

海金沙是海金沙科，是攀援蕨类植物海金沙之孢子，也有用全草的，孢子黄棕色，细如砂土，遇火即燃，有小的爆破声。常夹杂物，轻浮水面上，动摇之则下沉。

【应用与鉴别】

1. 用于利水通淋。海金沙甘淡而寒，其性下降，善泻小肠、膀胱血分湿热，功专通利水道，治疗淋证。如《证治准绳》之海金沙散，即以海金沙配伍肉桂、炙甘草、赤茯苓、白术、赤芍、泽泻、滑石、石韦，共研为细末，灯心草煎汤，空腹温服，治疗诸淋证。又如《妇人大全良方》卷八引陈总领方用海金沙单味，阴干研末，煎生甘草梢，调服治疗热淋急痛，海金沙治疗热淋的效果极佳，这里我说一下，因为海金沙善泻小肠、膀胱血分湿热，所以我在临床治疗湿热性的水肿，包括肾盂肾炎、泌尿系感染，常用海金沙。心火下移小肠产生热，心与小肠相表里，膀胱与肾相表里，故小便赤热，所以对于尿赤，夹有红细胞多的，我都常用海金沙。

2. 用于湿热肿满、热淋、血淋、石淋、膏淋、茎痛。这里大家要特别记住茎痛，用这个药治疗特别好，只要是热淋，湿热下注的，都可以用这个药，尤其是茎痛厉害的。

3.《本经逢原》曰："海金沙生于叶上，小肠、膀胱血分药也。热伏二经血分者宜之，故小便热淋茎痛为要药。"

4. 我在临证中，治疗阴囊湿，不论虚实寒热，均用海金沙 20 ～ 30g，肾阳虚寒证者，多加炒小茴香 20g，效如桴鼓。阴囊湿特别难治，但只要用药对了，效果很明显，其他病兼有阴囊湿，只要加 20 ～ 30g 海金沙，就有明显效果。

【用量】6 ～ 12g。

**鳢鱼：又叫乌鱼、黑鱼，行水泻热。**

【性味、归经】甘，凉。归脾、胃、肺、肾经。

【应用与鉴别】

1. 用于利尿消肿和面部浮肿。治疗面部浮肿有三个药，一是麻黄，一是桑白皮，一是鳢鱼汤。如《食医心镜方》用约一斤重之鳢鱼一条，配冬瓜、葱白煮作羹食，效果也很好。

2. 鉴别。凡鱼多为补益之品，唯鳢鱼长于利水，可作药用。

【备考】鳢鱼淡食勿加入盐酱，以免加重肾脏负担，如加朴硝消肿之力更大。

【用量】内服：煮食或火上烤熟食，250 ～ 500g；研末，每次 10 ～ 15g。外用适量。

**蝼蛄：又名土狗子。逐水通淋。**

【性味、归经】咸，寒，归膀胱、大肠、小肠经。

【应用与鉴别】

1. 用于水肿之偏于腹内者。我临证治疗肾积水、腹水、胸水、尿潴留，多在复方中加入蝼蛄 3 ～ 5g，效果倍增，加与不加蝼蛄，治疗效果有明显区别。

2. 用治男女小便不通，淋沥作痛。

3. 蝼蛄能治十种水肿。如《太平圣惠方》用蝼蛄一味焙干为末，饭前服，以小便利为效。我治疗腔性水肿，像腹水、胸水，特别是肾积水。除了蝼蛄，我还常加金钱草、海金沙，临床效果很好。今年 6 月份治愈一女性肾积水，就是用清肾地龟汤加海金沙、金钱草、蝼蛄、土茯苓、土大黄治疗的，结果肾积水完全消失。

【备考】蝼蛄治疗水肿虽然有效，但其性急，体虚气弱者宜与其他相关补养药同用，攻补兼施。

【用量】3 ～ 4.5g。

【利水渗湿药结语】

上述渗湿药中，茯苓皮、大腹皮等所行之水是皮水，而猪苓、茯苓、车前子、泽泻等所利之水为里水。其中猪苓之作用偏于胃，茯苓之作用偏于脾，车前子专行膀胱之水，泽泻利肾水，而力强于通草，防己清腠理之下之水，清经络之湿热，麻黄利肌腠外皮毛之水，木通泻膀胱之湿热，薏苡仁健脾以利湿，石韦专治血淋，海金沙可通五淋，而以通石淋最佳，冬葵子利水而不伤胎，桑白皮治水之上源以利水，茯苓皮则利水之下窍以利水，灯心草渗湿之力最弱，以上各药均同中有异也。

逐水药虽皆使水从二便而出，但其功各异。其中甘遂、芫花、大戟最猛，商陆次之，牵牛子又次之，蝼蛄更次之，牵牛子逐下焦之水，续遂子逐腹水，葶苈子逐肺水，大戟泄脏腑之水湿，甘遂行经遂之水湿，芫花泄窠囊之水饮，所谓窠囊之水，朱丹溪说痰加瘀血遂成窠囊（朱丹溪："痰夹瘀血，遂成窠囊。"窠囊可以存在于身体的任何部位）。以上逐水药皆各有所偏，各有所长也。若能掌握各药之所长，在临床上才能运用自如。我临证多用葶苈子泻肺水和泻心水，牵牛子治疗胸水、腹水，而腹水用之最多，效果最好。北京中医医院肾病科诸医师遇水肿腹水较重者，多找我会诊，我每用牵牛子 6 ～ 10g，效果甚佳。记得有一患者吃了药之后出现稀便，一会就半脸盆，腹水立消，精神倍增。蝼蛄治水肿亦偏于腹水，我临证治疗胸水、腹水、肾积水、尿潴留，多在复方中加入蝼蛄 3 ～ 5g，效果倍增。带皮茯苓亦治脏腑水，续遂子亦治腹水，大家可试用这两味药加入相应复方中，无须考虑证候寒热。

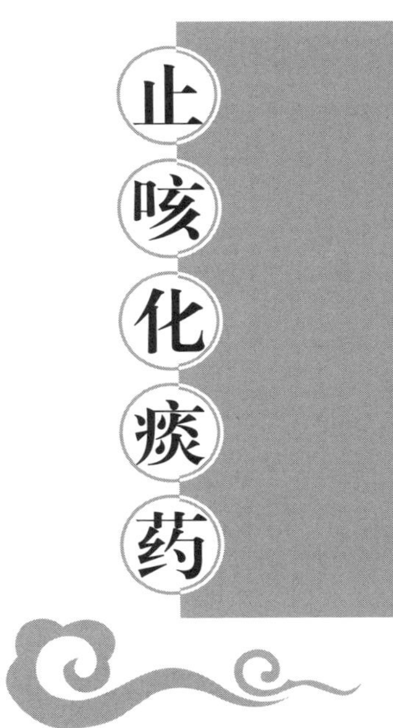

# 止咳化痰药

**张炳厚**

2017-08-2

各位学子，张氏医门零金碎玉微信小课堂第 60 讲。

凡能减轻或缓解以至消除咳、痰、喘等症的药物，统称为止咳化痰药。

凡能消除痰涎的药物，称为化痰药，能减轻或制止咳嗽的药物，称为止咳药。

咳嗽与痰，在病机上常有密切联系。一般咳嗽每多夹痰，而痰多亦常致咳嗽，因而治疗上应用化痰药时常与止咳药物配伍，止咳药也多与化痰药配伍。化痰药主要用于痰多咳嗽，或痰饮气喘，咳痰困难，以及由痰引起的癫痫、惊厥、瘰疬、流注等病。止咳药主要用于咳嗽哮喘及久咳痨嗽等病证。

凡内伤、外感的病证，均能引起痰多与咳嗽，因而治疗时除应针对病情选用适宜的化痰止咳药外，还应根据各种致病原因，综合观察其表里、虚实、寒热而做必要的配伍，如外感配合解表药，虚痨配合滋阴药等。

许多医家认为津液输布失常，水湿内停，聚而成痰，治痰之要在于调气，如刘河间论咳嗽认为“咳嗽者，治痰为先，治痰者，下气为上”。庞安时亦谓“善治痰者，不治痰而治气，气顺则一身之津液亦随气而顺矣”。所以调气为治痰的又一种重要方法。

咳嗽兼咯痰者，不宜用强烈而有刺激性的化痰药，否则会有出血之虞。对于麻疹初期的咳嗽，一般以清宣肺气为主，不宜止咳，尤其不适宜用温性或带有收敛性质的化痰止咳药，以免助热或影响麻疹的透发。

止咳化痰的药物，按其主要作用的不同，可以概括分为以下六类：一是温痰药；二是清痰药；三是祛痰药；四是止咳药；五是宣肺药；六是平喘药。

# 温化寒痰药

下面讲温化寒痰类药。此类药有两个特性：一是多属于温性，用于寒痰、湿痰的证候，常与温散寒湿邪气的药物配伍同用。二是作用比较强烈，凡属热痰证候，有吐血、咯血可能的均不宜用。

**半夏：降逆止呕，宽中消痞，下气散结，燥湿祛痰。法半夏、清半夏燥性和缓，有调胃和脾之功。**

【性味、归经】辛，温，有毒。归脾、胃、肺经。

【应用与鉴别】

1. 用于湿痰、寒痰诸证。半夏味辛性温而燥，为燥湿化痰，温化寒痰要药，尤其善于治脏腑湿痰，主治痰湿壅滞之痰喘声重。痰白质稀者，常配伍橘红、茯苓，如《太平惠民和剂局方》之二陈汤，即半夏、橘红、茯苓、甘草成方，燥湿化痰，理气和中，主治痰饮，咳嗽痰多，胸膈胀满，呕吐恶心，头眩心悸等症。

二陈汤以半夏为君药，半夏辛温性燥，功用燥湿化痰，和中止呕，消痞散结。气机不畅则痰凝，痰凝则气机更为阻滞，故用橘红理气化痰，使气顺则痰降，气化则痰亦化。痰由湿生，湿去则痰消，故以茯苓健脾利湿，以甘草和中补土，使脾健则湿化痰消。二陈汤要注意橘红和半夏二味药，二者贵在陈久，以其无过燥之弊，故得二陈之名。

二陈汤是祛痰剂之主方，在本方基础上加减变化后，临床可广泛用于治疗各种痰证。《医方集解》载："治痰通用二陈，风痰加南星、白附、皂角、竹沥；寒痰加半夏、姜汁；火痰加石膏、青黛；湿痰加苍术、白术；燥痰加瓜蒌、杏仁；食痰加山楂、麦芽、神曲；老痰加枳实、海石、芒硝；气痰加香附、枳壳；胁痰在皮里膜外，加白芥子；四肢痰加竹沥。"原文"寒痰加半夏、姜汁"句恐有错误，因原方已有半夏，似加干姜为妥。

二陈汤复方、类方甚多，均以半夏为君药，如《备急千金要方》之温胆汤，即二陈汤加竹茹、枳实、大枣煎服，治疗胆虚痰热上扰，虚烦不得眠。如《济生方》之导痰汤，即以二陈汤加天南星、枳实，煎服，主治一切痰厥，头目眩晕，或痰饮，留食不散，胸膈痞塞，胁肋胀痛，头痛吐逆，涕唾黏稠，坐卧不安等症。又如《济生方》之涤痰汤，即半夏、天南星、橘红、枳实、人参、茯苓、菖蒲、竹茹、甘草，加姜、枣水煎服，主治中风，痰迷心窍，舌强不能言。又如《景岳全书》之金水六君煎，即当归、熟地黄、陈皮、半夏、茯苓、甘草水煎，食远温服（就是空腹），治肺肾阴虚，湿痰内盛，咳嗽呕恶，喘逆多痰等症。

2. 用于痰证头眩头痛。半夏燥湿化痰，所以主治痰证头眩、头痛。如《医学心悟》之半夏天麻白术汤，即半夏、天麻、白术、茯苓、橘红、甘草成方，方中以半夏为主药的二陈汤，善治痰证头眩心悸，加白术运脾化湿，天麻平息内风，用于风痰眩晕，头痛确有卓效，实为良方。《医学心悟》眩晕方云："有湿痰壅遏者，书云：头旋眼花，非天麻、半夏不除是也。”《脾胃论》亦云：“足太阴痰厥头痛，非半夏不能疗，眼黑头眩，虚风内作，非天麻不能除。”故历代前贤常以二药为治眩晕、头痛之要药。头痛甚者加蔓荆子，气虚者加人参、黄芪。另有李东垣之半夏白术天麻汤，即半夏天麻白术汤，参芪橘柏及干姜，苓泻麦芽苍术曲，太阴痰厥头痛良。该方治疗痰厥头痛，具体症状是头痛欲裂，眼黑头眩，恶心烦闷，身重如山，四肢逆冷等症。此为足太阴脾经和足阳明胃经素有痰湿，又感受风寒，寒湿厥逆上冲所致，因此用半夏燥湿化痰而降逆，天麻息风而除眩，参、芪补益中气以杜痰源，茯苓利小便而除湿，苍、白术燥湿健脾而除痰，神曲、麦芽消食助脾，陈皮理气调胃而除痰，干姜辛热以散中焦之寒，黄柏苦寒以泻下焦之火，所以对太阴、厥阴头痛效果良好。以上两个半夏白术天麻汤，我认为《医学心悟》者以治太阴痰厥头眩为主，李东垣者以治太阴痰厥头痛为佳，其他区别请大家分析。我临证治疗因痰之眩晕多用半夏、天麻，自拟滋生青阳汤，以生地黄、白芍、钩藤、麦冬、半夏、天麻六味为基础方，此方已多次讲过，跟我抄方者均会用。

3. 用于降逆止呕。本品辛散温燥，降逆止呕之功颇为显著，可用于治疗多种呕吐症状，对停饮和湿邪阻滞引发的呕吐尤为适用，但多以复方形式应用。如《金匮要略》之小半夏汤，即半夏、生姜煎煮温服，治疗呕烦不渴，心下有支饮者，以及诸呕吐，谷不得下者。再如《太平惠民和剂局方》之藿香半夏汤，即小半夏汤加藿香、丁香成方，治疗胃寒停饮，呕吐或呃逆者。凡属热证呕吐，需配伍清热泻火药，如《温热经纬》之黄连竹茹橘皮半夏汤，即上四味药合方。再如《金匮要略》之大半夏汤，即半夏、人参、白蜜成方，治疗胃反证，朝食暮吐或暮食朝吐等。胃以下降为顺，上行为逆，胃反证的呕吐，多由胃虚不降所致，故大半夏汤以半夏降逆止呕，人参补虚益胃，白蜜甘润和中，水煎时间要长，需使白蜜与水混为一体，且半夏得白蜜水煎煮，可减其燥性。本方配伍颇为周密，无顾此失彼之弊。胃反证每每兼见便秘，重用白蜜，不仅用以安中，且取其润导作用，使腑气通调，亦可间接止呕。我临床用蜂蜜，主要是两种形式：一是用于大半夏汤，一是用于肺燥干咳的方剂中。我用蜂蜜时，如果是代煎药，就在药液中融化蜂蜜，时间需要长。半夏可用于降泻止呕的方剂，如《金匮要略》之干姜人参半夏丸，即干姜、人参、半夏为末，姜汁调糊为丸，也可用煎剂，治疗妊娠呕吐不止。

4. 用于宽中消痞。借半夏降逆、燥湿的作用，用于胸脘痞闷胀满，或坚痞作痛等症，如《伤寒论》之半夏泻心汤，即半夏、黄芩、干姜、人参、甘草、黄连、大枣，治疗胃气不和，心下痞硬，或但满不痛，或干呕，或呕吐，或肠鸣下利者。再如《伤寒论》之小陷胸汤，即黄连、半夏、瓜蒌仁成方，治疗伤寒误下，寒热互结心中，邪热内陷，与痰热结于心下，成小陷胸证。此方半夏辛温和胃化痰，配黄连辛开苦降，治痰热互结之证，加瓜蒌仁清热化痰，宽胸开结，三药合用清热涤痰，宽胸开结。

5. 用于下气散结。如《金匮要略》之半夏厚朴汤，即半夏、厚朴、茯苓、苏叶、生姜，治疗心情郁结，痰涎凝聚，咽中有物恶阻，咯吐不出，吞咽不下，胸满喘急，或咳或呕，或胸胁攻撑作痛等症。本方以半夏散结除痰为君，厚朴降气除满。我自拟验方有“三花饮”，即玫瑰花、萼梅花、佛手花，加半夏厚朴汤，重用半夏、厚朴20g以上，治疗梅核气有特效。本方行气开郁，降逆化痰，气行痰消，诸症自愈。

6.《药性本草》云：“消痰下肺气，开胃健脾，止呕吐，去胸中痰满。”

7.《珍珠囊》云：“治寒痰及形寒饮冷伤肺而咳，消胸中痞，膈上痰，除胸寒，和胃气，燥脾湿，治痰厥头痛，消肿散结。”

8. 半夏生用能开泄结滞，降气定逆，消痰止咳及安神等，效果虽善，下降功能很强，但毒性较大，因而处方中多炮制后用。

9. 鉴别。姜半夏长于降逆止呕，法半夏长于燥湿，且温性较弱，清半夏最和平，半夏曲有化痰消食之功，竹沥半夏能清化热痰，主治热痰、风痰之证。

【备考】半夏相传孕妇慎用，但《金匮要略》曰“妊娠呕吐不止，干姜人参半夏丸主之”。所以当以辨证为主，不可拘泥。我临证治疗妊娠呕吐，必用半夏，呕吐止，则胎自安，半夏治妊娠呕吐的功能，临床多数医生均在使用，和文献记载的慎用是有区别的。半夏在临床应用非常广泛，是一味重要的中药。

【用量】5 ～ 9g。

## 张炳厚

2017-08-16

各位学子，张氏医门零金碎玉微信小课堂第 61 讲。

**白芥子：豁痰利气，温中祛痰散结。**

【性味、归经】辛，温。归肺经。

【应用与鉴别】

1. 用于豁痰利气。白芥子辛散温通，能散肺寒，利气机，通经络，化寒痰，逐水饮，可用于寒痰壅肺，胸胁支满，咳喘胸闷，痰多难咯，或悬饮。《韩氏医通》之三子养亲汤，即白芥子、紫苏子、莱菔子成方，治疗咳嗽气逆，痰多胸痞，食欲不振，苔黏腻，脉滑者。方中以紫苏子降气行痰，白芥子畅膈除痰，莱菔子消食化痰，三药皆为治痰之药，且于治痰之中各扬其长，合用则痰化食消，咳喘逆气皆平。韩氏推崇用此方治疗老年人食少痰多，以致咳嗽喘逆等症，可降气、化痰、消食。年老中虚，饮食不化，精微反化为痰，痰壅则气滞，气滞则肺气肃降之令不行，故见咳嗽喘逆等症。病急则治其标，三子养亲汤皆用化痰消食，顺气降逆之品。但老年中虚，实为生痰致病之根，一旦症状缓解，当转为调理，否则过于消导，更伤中气。吴崑说："治痰先理气，此治标之论耳，终不若二陈有健脾去湿治本之妙也，但气实之证，则养亲汤亦捷径之方矣。"我临证用三子养亲汤治疗咳嗽痰多、胸痞等症，症见减轻必用六君子汤健脾祛湿，以杜生痰之源。若见悬饮、咳喘、胸满胁痛者，可用《三因极一病证方论》之控涎丹，即白芥子、甘遂、大戟等分为末，糊丸梧桐子大，食后临卧，淡姜汤送下，五丸至十丸，治疗停痰伏饮，聚蓄在胸膈之间，出现咳嗽胁痛，或肢体疼痛，游走不定，或生瘰疬痰核等症。方中虽无十枣汤之芫花逐水，但有甘遂、大戟之峻攻，更配白芥子能去皮里膜外之痰，所以搜剔停痰伏饮之功甚佳，尤其用丸剂，力弱小量服用，用 5～10 丸，去痰不伤正气，立法甚精，为豁痰逐饮之名方。在这里再强调一次，白芥子味极辛气温，能搜剔内外痰结及胸膈冷痰，冷涎壅塞者有殊效。这也是此方用白芥子用意。我自拟有加味控涎丹，即控涎丹加沉香、葶苈子，以控制使用控涎丹之后的主要反应，也就是极度恶心欲吐，我加用沉香、葶苈子重在降逆，临证观察效果颇佳。我用控涎丹合礞石滚痰丸，治疗多例因痰所致的怪病，效果满意，其中不乏精神疾病。这是西苑医院王文鼎的宝贵经验，包括服法及验证方法，我会在礞石药中讲解因痰引起的精神疾病的具体情况。

2. 用于阴疽流注、肢体麻木、关节肿痛。白芥子温通经络，善除“皮里膜外”之痰，又能消肿散结止痛。治疗痰湿流注所致的阴疽肿毒，常配熟地黄、肉桂、鹿角胶等药同用，以温阳化滞，消痰散结。如《外科全生集》之阳和汤，即熟地黄、白芥子、鹿角胶、肉桂、麻黄、生甘草、炮姜炭成方。方中熟地黄大补血气为君，鹿角胶为血肉有情之品，生精补髓，养血助阳，强筋壮骨为辅；炮姜炭温中，破阴回阳，肉桂入营，温通血脉。这里面没用桂枝，桂枝也能入营，温通血脉，所以对血脉不通的疼痛等症，用桂枝也是有效果的。麻黄达卫散寒，协同姜、桂，能使气血宣通，致使熟地黄、鹿角胶补而不滞；白芥子去皮里膜外之痰，甘草解毒调和诸药。阳和汤主治一切阴疽，犹如阳光普照，阴霾四散，故名阳和汤。我临证常用阳和汤加穿山甲、炙水蛭以温补和阳，散寒通滞，治疗虚寒性风湿痹证、鹤膝风、血栓闭塞性脉管炎，加水蛭、穿山甲意在搜剔经络，祛瘀通络。另外麻黄可宣畅阳气，白芥子去皮里膜外之痰湿，所以常用此两味药治疗风寒湿痹之诸处肿胀，特别是早晨手胀不得握者，效果颇佳。阳和汤治疗风寒湿痹，是我从北京中医医院王大经教授那里学来的。我从新疆回来后，有老家的一个乡亲，上肢关节疼痛，详细病情就不说了，但是我治疗数次效果都不好，便介绍到王老那里，王老一看方子就知用阳和汤，令我感觉耳目一新，怎么阳和汤能治痹证呢？于是我重新复习阳和汤，把它治疗痹证的机制弄明白了。北京中医医院我最佩服的一个是赵炳南，一个是王大经。赵老用五皮五藤饮治疗疮疹，我感觉很新鲜，就查文献研究，得到凡是藤都能祛风通络，凡是皮都能走皮消肿，这就是治疗各种皮肤病的机制。

3. 用于祛痰散结。症见痰注肢体、关节疼痛及痈肿疼痛等症。如《证治准绳》之白芥子散，即白芥子、木鳖子、没药、桂心、木香为散剂，酒送服，治疗痰滞经络，肩臂痛牵背胛，或似瘫痪的证候。重症肌无力或运动神经元病机为痰滞的可以应用，建议大家在临床试用，以观效果。

《本草纲目》附方单用白芥子为末，醋调服治疗肿毒初起之证，颇有效果。

4. 白芥子治胸膈痰冷上气，寒痰凝结之咳喘，搜皮间与膜外，或筋骨间之痰结。

5. 鉴别。白芥子、莱菔子、紫苏子三味都有化痰、理气、定喘的作用，其中莱菔子是散肺气而消痰，紫苏子是降肺气而去痰，白芥子是温肺气而豁痰，三者功用各有所主，同中有异，异中有同。

【用量】3 ～ 9g。外用适量。

# 清化热痰药

**张炳厚**
2017-08-30

各位学子，张氏医门零金碎玉微信小课堂第62讲。

清化热痰药多为寒性，适用于痰液浓稠，咳痰不利的证候。对于痰热引起的瘰疬流注、癫痫惊厥等症，常与清热药配伍同用。此类药除葶苈子、礞石等作用较强烈外，一般作用和缓。

**贝母：止咳化痰，清热散结。**

【性味、归经】川贝母苦、甘，微寒。浙贝母苦，寒。归肺、心经。

贝母分为川贝母和浙贝母两种。川贝母润肺化痰止咳之力较强，故阴虚肺燥咳嗽宜用。浙贝母适用于外感风热或痰火郁结咳嗽等症。

1. 用于止咳化痰。主治痰热咳嗽，常与知母同用，如《太平惠民和剂局方》之二母丸，即贝母、知母成方，主治肺热痰咳等症。再如《全幼心鉴》以贝母配甘草治疗孕妇及小儿痰咳。再如《证治准绳》之贝母散，即贝母、杏仁、紫菀、款冬花、麦冬成方，常与止咳养阴药配伍，治疗小儿痰嗽，久咳气急，其中有痰者用浙贝母，无痰者或肺燥有痰者选用川贝母。

2. 用于清热化痰，止咳定喘。如《中药成药学》之二母宁嗽丸，即贝母、知母、石膏、栀子、瓜蒌仁、黄芩、桑白皮、橘皮、茯苓、五味子、甘草成方，方中以浙贝母清热化痰，止咳定喘为主药，知母滋阴清虚热，桑白皮、橘皮顺气止咳定喘，主治实热证之咳嗽气喘，咽干口燥，胸满气促，音哑喉痛，久咳不止等症。

3. 用于肺燥有痰之咳嗽。如《医学心悟》之贝母瓜蒌散，即贝母配瓜蒌、天花粉、橘红、茯苓、桔梗成方，润燥化痰，主治肺燥有痰，呛咳，咯痰不利，咽喉干痛，上气喘促等症。本方实为二陈汤去半夏、甘草加味而成，因半夏性燥，易于耗津，故改用川贝母、瓜蒌清热化痰、润肺止咳，天花粉生津润燥，桔梗宣肺利咽，上药皆是清润之品，适用于肺燥有痰之证。

下面讲川贝母治肺燥咳嗽的机制。燥热伤肺，灼液成痰，燥痰不化，清肃无权，导致肺气上逆，咳嗽呛急，咳痰不利，咽干口燥，上气喘促等症。以上诸证，皆适宜川贝润肺化痰。程钟龄说："大抵痰有燥湿之分，湿痰滑而易出，其源于脾，脾实则消之；燥痰涩而难出，多生于肺，肺燥则润之。"贝母、瓜蒌皆为清热化痰、润肺利气之品，故能使热清则痰消，肺燥而气肃，诸证自愈。又如《医学心悟》类中风门之贝母瓜蒌散，即本方去天花粉、茯苓、桔梗，加黄芩、黄连、栀子、胆南星、甘草成方，主治类中风，肺火痰热壅盛、肺燥干咳等症。肺燥咳嗽在临床最为多见，对燥证的治疗，必须用润燥法，分为轻宣润燥、甘寒滋润两类。轻宣润燥法，适用于感受凉燥或温燥之证；甘寒滋润法适用于治疗内脏津液不足，或感受温邪，化燥伤阴之证。轻宣润燥有桑杏汤、杏苏散、清燥救肺汤、沙参麦冬汤，其中清燥救肺汤最好用，最常用。甘寒滋润有琼玉膏、养阴清肺汤、百合固金汤、五汁饮、麦门冬汤、增液汤。对于以干咳为主症的，我推崇用百合固金汤。对阳明温病，津液不足，大便秘结者，我推崇用增液汤。上述清宣润肺和甘寒滋润方中，只有桑杏汤和百合固金汤有贝母，我临证治疗干咳诸证，每每必用川贝母，肺燥有痰时川贝母、浙贝母同用，效果倍增。所以其他方剂中不用贝母，让我百思不得其解。即便是五汁饮、增液汤，也不是不能用贝母，因为贝母能清热散结，特别是清肺热散结。如消瘰丸，贝母清热散结，肺与大肠相表里，也治疗阳明有热，大便干燥。燥在上者，治宜清燥救肺，代表方剂是《医门法律》之清燥救肺汤。燥在中者，治宜生津益胃，代表方剂是《金匮要略》麦门冬汤，主治白喉、肺痿。白喉、肺痿是病在肺而源在胃，故以益胃生津，止逆下气为主。此方是补土生津法偏于肺阴虚者。如果是肺气虚，根据损其肺者利其气，用人参、甘草补土生津。燥在下者，法宜滋肾润肺。我临证治干咳，夜晚发作明显者，必选百合固金汤滋养肺肾，止咳化痰。润肠通便，滋阴润燥的代表方剂是五汁饮和增液汤。

4. 用于清热散结。如《医学心悟》之消瘰丸，即玄参、贝母、牡蛎成方，清热化痰，软坚散结。方中玄参苦咸，微寒，滋阴降火，能散瘿瘤瘰疬。浙贝母辛平，解郁散结，化痰消肿。生牡蛎咸寒，益阴潜阳，化痰软坚。凡肺肾阴虚，虚火内动，灼津为痰，痰火凝结而成瘰疬，用之消散，可以取效。若病久溃烂者亦可用之。我临证应用常加入昆布、海藻、瓜蒌皮等软坚化痰药；肝气不舒者合加味逍遥散，以疏肝郁；肝火旺者加牡丹皮、栀子、夏枯草等清肝火药。我用消瘰丸治疗乳痈，必加穿山甲、鹿角霜、乳香、没药，效果很好。另外介绍一个治疗乳痈的方剂，用鸡蛋清与鹿角霜调匀外敷，效果甚佳。

5. 川贝配连翘主治项下瘤瘿。以贝母为末配砂糖服，消痰，润心肺，止咳嗽。

6. 鉴别。①浙贝母主治外感咳嗽，痈疽瘰疬；川贝母主治内伤咳嗽，虚劳肺伤。②半夏与川贝母皆治痰咳，但半夏兼治脾肺之症，贝母独善清金润肺；半夏用其辛，贝母用其苦；半夏用其温，贝母用其凉；半夏性速，贝母性缓；半夏散寒，贝母清热。二者性味、功用大有不同。

【备考】除川贝母、浙贝母之外，另有一种为土贝母，功能偏于消肿解毒，外科痈肿多用之。

【用量】3 ～ 9g。用于化痰止咳，宜研细粉冲服，每次 1 ～ 1.5g。

**张炳厚**

2017-09-13

各位学子，张氏医门零金碎玉微信小课堂第63讲。

**竹茹：清热涤痰，开郁止呕。**

【性味、归经】甘，微寒。归肺、胃、胆经。

【应用与鉴别】

1. 用于清热涤痰。竹茹性偏寒而能利痰热而止呕，治疗痰热上扰，虚烦不得眠。如《备急千金要方》之温胆汤，即竹茹、枳实、橘红、半夏、茯苓、甘草、大枣成方，对胆虚痰热，虚烦不得眠，惊悸不安，口苦，呕吐涎沫等症，该方有清虚热、化痰宁神之功。

2. 用于中风、痰迷心窍、舌强不能语。如《济生方》之涤痰汤，即竹茹、枳实、半夏、胆南星、橘红、茯苓、人参、菖蒲、甘草、生姜、枣成方。本方能涤除风痰，故名“涤痰汤”。平素心脾不足而有痰的人，又被风邪所伤，风痰互结，壅塞经络，以致昏迷，舌强不能言语。方中以半夏、橘红、胆南星利气燥湿而化痰，石菖蒲开窍通心，竹茹清化痰热，枳实破痰利膈，人参、茯苓、甘草补益心脾，全方共奏清化痰热、通利经络之功，所以患者服后能够苏醒且语言如常。本方之中竹茹主要起到清化热痰、通利经络的作用。

3. 用于清痰热，止呃逆。竹茹清胃腑之热，为虚烦、烦渴、胃虚呕逆之要药。竹茹多用于热性呕哕，痰热郁结，烦闷不宁等症，常与清热降逆药并用，如黄连橘皮竹茹半夏汤，治疗湿热呕吐。《顾氏医镜》之竹叶石膏加竹茹芦根汤，方药同方名，用于胃虚呃逆，属于热证者，也可以用于虚证呕哕，但需与益气降逆药同用，如《金匮要略》之橘皮竹茹汤，即竹茹、橘皮、生姜、人参、大枣、甘草成方，治疗胃虚呕吐或呕哕等症。呃逆之证有寒热虚实之分，本方所治为胃虚夹热之证。由于本证为久病胃虚，气失和逆所致，方中用橘皮理气和胃，人参补益胃气，二药合用，是行中有补；竹茹清热和胃，生姜降逆止呕，二味合用，清中有温；甘草、大枣补虚温中。本方是补虚理气，清而不寒，气顺热清，胃得和降，呕逆自止。临床常见胃气不虚者，可用上方去人参治之，痰多者加茯苓、半夏以和胃化痰，胃阴虚者加麦冬、石斛以养胃阴。《济生方》橘皮竹茹汤，即《金匮要略》之橘皮竹茹汤加半夏、茯苓、麦冬、枇杷叶成方，主治胃热多渴，呕哕不食。还有《温病条辨》之新制橘皮竹茹汤，即《金匮要略》橘皮竹茹汤去人参、大枣、甘草，加入柿蒂，主治胃热呃逆，胃气不虚者。

济生橘皮竹茹汤治呃逆兼有阴液不足之证，新制橘皮竹茹汤治胃虚呃逆而胃气不虚者，金匮橘皮竹茹汤治胃虚兼热、上逆而呕者。三者相比较，各有侧重，治法有异，临床必须善于抉择，方能取得疗效。此处所讲橘皮竹茹汤各方，是为了让大家加深理解，确认竹茹不是治咳喘，而是治疗热痰为病因的呃逆，虚烦不得眠，中风不语及风阳上扰之证。痰是病理产物，又是致病因素，这里讲的都是属于痰证的范围。这里讲一个病例，1981 年我治疗一个刘姓患者，症见烧心、多渴、呃逆不止，治疗了好久，都没效果，我看他舌苔光亮，没有苔而且欠津，如果有津液是阴虚兼气虚，没有津液，就是胃阴虚。大家知道治疗胃阴虚的方子特别少，不像补气健脾之类的，在我记忆里只有益胃汤、麦门冬汤。但是他的症状不是以胃痛为主，而是呕逆、烧心、口渴为主，我回去后查资料，查到了《济生方》之橘皮竹茹汤，认为特别对证，就用了此方，患者服完立刻见效，服 15 剂后就完全好了。我毕业后遇见不会诊治的病，经常查阅资料不断思考。白天看病，晚上整理病案，参考书主要是看《景岳全书》。

4. 用于平息内风。平息内风是治疗内脏病变所致风病，这种风称为内风，就是《素问・至真要大论》“诸风掉眩，皆属于肝”之类。如《通俗伤寒论》之羚角钩藤汤，即羚羊角、桑叶、川贝母、鲜生地黄、钩藤、菊花、茯神木、生白芍、生甘草、鲜竹茹成方，竹茹用鲜的刮净，与羚羊角先煎带水五钱。本方凉肝息风，增液舒筋，主治热病邪传厥阴，壮热神昏，烦热躁扰，手足抽搐。方中羚羊角、菊花、桑叶、钩藤凉肝息风定痉；川贝母凉心解郁，化痰清热；茯神木治疗心烦惊掣；芍药、甘草、鲜生地黄酸甘化阴，滋血液以缓肝急；竹茹通络祛痰，清泄肝胆之热。诸药合用为凉肝息风、增液舒筋之方。

根据此方，推断竹茹有通络祛痰，清泄肝胆之热功效。所以我认为竹茹也入肝、胆和心包经，有清肝息风之效。我在自拟方平肝息风青阳汤中，加上竹茹，观察效果增加。

方剂组成为生地黄、竹茹、白芍、麦冬、石决明、草决明、天麻、钩藤、菊花、牡丹皮，治疗高血压，头晕、头胀、头痛为主症者，效果斐然。

5. 用于暑湿弥漫三焦。暑湿弥漫三焦，症见高热缠绵不愈，身热面赤，胸闷脘痞，小便短赤，大便稀溏，舌红赤，苔黄滑。方用《温病条辨》之三石汤，即石膏、飞滑石、寒水石、杏仁、竹茹、金银花、金汁（不用）、白通草成方，水煎服。本方以杏仁宣开上焦肺气以达膀胱，石膏、竹茹清中焦之热，滑石、寒水石、白通草泻利下焦湿热，金银花、金汁涤暑解毒，共奏清宣三焦湿热之功。此处竹茹是清中焦胃热，且能治热痰，是三石汤中的要药之一。

根据我几十年应用三石汤治疗发热的经验，总结出湿热弥漫三焦，以热为主的发热特点是，下午始发热，午夜更甚，服发汗药（解热镇痛药），热势减退，旋而复热，热至天明，热势自减，翌日又如此反复。

6. 用于安神益气。如《金匮要略》之竹皮大丸，即竹茹、石膏、桔梗、甘草、白薇，上五味为末，枣仁合丸，如弹丸大，每服一丸，治疗妇人乳中虚，烦乱呕恶。我上学时，任应秋老师讲《金匮要略》时曾说他用过此方，效果也比较满意，所以加以介绍。

7. 鉴别。竹茹、半夏均为化痰止呕药，但半夏性热，能化痰湿而止呕；竹茹性寒，能利热痰而止呕。

【用量】6 ～ 9g。

## 张炳厚

2018-01-4

各位学子，张氏医门零金碎玉微信小课堂第 64 讲。

**款冬花：宣肺定喘，化痰止咳。**

【性味、归经】辛，温。归肺经。

【应用与鉴别】

1. 用于温肺定喘，化痰止咳。款冬花辛温而润，是治疗咳喘之要药。治疗咳喘，无论是寒热虚实，皆可随证配伍。咳嗽偏寒者，可与干姜、紫菀、五味子同用，如《备急千金要方》之款冬煎，即款冬花、五味子、紫菀，取汁，加干姜末成方。治疗肺热咳喘，可配伍知母、桑叶、贝母同用，如《太平圣惠方》款冬花汤，以款冬花配伍杏仁、贝母、知母、桑白皮、五味子、甘草，治暴咳、热咳的功效均很确切。若款冬花配人参、黄芪，可治肺气虚弱，咳嗽不已。若治阴虚燥咳，可配伍沙参、麦冬。

2. 用于咳喘日久，痰中带血。常以款冬花配百合共用，如《济生方》之百花丸，以款冬花配伍百合，共研末为丸，治咳嗽带血，确有实效。

3. 用于肺痈咳吐脓痰者。可以款冬花配伍桔梗、生薏苡仁同用。如《太平惠民和剂局方》款冬花散，即款冬花、知母、桑叶、阿胶、麻黄、贝母、杏仁、甘草，共研细末，每服三钱，清水送下；或以上方加生姜，水煎，食后温服，兼治寒壅咳喘。我临证治疗痰中带血（含支气管扩张）常以千金苇茎汤加款冬花，经多年临床观察疗效倍增。

4. 诸多前贤治疗咳逆久嗽，常以款冬花与紫菀共用。两者区别在于：凡唾脓血失音者及风寒水气盛者，多用紫菀；款冬花每每于温剂补剂使用最多。

5. 款冬花生于冬令，虽雪积冰坚，其花独艳，性温可知，然轻扬上达，用于风寒痰饮之咳嗽最为适宜。

6. 鉴别。款冬花与紫菀性味功用无大区别。在临证时，风寒轻而兼热者，多用紫菀；风热轻而兼寒者，多用款冬花。

我临证治喘多以款冬花配炙枇杷叶（重用 15 ～ 20g），加入相应方剂中颇有效果。

【用量】3 ～ 9g。

**百合：润肺止咳，清心安神。**

【性味、归经】甘，微寒。归心、肺经。

【应用与鉴别】

1. 用于阴虚燥咳、咳嗽咯血。本品甘微寒，作用平和，能清肺润燥而止咳。虽说润肺清肺之力不及北沙参、麦冬等药，但它兼有一定的止咳祛痰作用，最适用于阴虚肺燥有热之干咳少痰，咯血或咽干喑哑等症。常与款冬花配伍，如《济生方》之百花膏，即款冬、百合等量炼蜜为膏。

2. 用于肺虚久咳，劳嗽咯血。常与生地黄、玄参、桔梗、川贝母等清肺祛痰等药同用，如《医方集解》之百合固金汤，即生地黄、熟地黄、麦冬、贝母、百合、当归、芍药、生甘草、玄参、桔梗成方。本方治疗肺肾阴虚，虚火上炎，咽喉燥痛，咳嗽气短，痰中带血，手足烦热，舌红少苔，脉细数者。百合固金汤用百合、麦冬润肺生津，玄参、生地黄、熟地黄滋阴清热，芍药、当归柔润养血，贝母、桔梗清肺化痰，甘草调和诸药，合而用之可使阴液充足，虚火自清，痰化热退，咳嗽自已。百合固金汤治疗燥咳，晚上咳嗽厉害的干咳无痰，本方治疗肺肾阴虚，虚火上炎，咽喉燥痛，这几个症状不辨，胃火上炎的清胃散也能治上述病，区别是清胃散证没有咳嗽，百合固金汤以咳嗽为主症，而且痰中带血。从舌脉上也能鉴别，百合固金汤证舌红少苔，脉细数，是阴虚有火，与清胃散的治胃实火显然不同。

3. 用于阴虚有热之失眠心悸及《金匮要略》之百合病心肺阴虚内热者。百合养阴清心，宁心安神，治虚热上扰，失眠心悸，可与麦冬、炒酸枣仁、丹参等清心安神药同用，又能治《金匮要略》之百合病。百合病的临床症状有：常默默不言，欲卧不能卧，欲行不能行，想进饮食，又不能食，有时胃纳甚佳，有时厌恶饮食，如寒无寒，如热无热等，其证颇多，用各种药物治疗，效果不显著。百合病是由素体心肺阴虚内热甚者，误用汗、吐、下法使心肺津液损伤加重而成。《金匮要略》虽设有百合知母汤、百合地黄汤等主治方剂，我认为难以对证。因我对《金匮》百合病研究甚少，此处就不多讲了。

4. 百合尚能养胃阴，清胃热，可用于胃阴虚有热之胃脘痛。

5. 百合体瓣像肺，其色白，专入肺，以野生味甘者良。

【用量】3 ～ 9g。

**杏仁：止咳定喘，润肠通便。**

【性味、归经】苦，微温。有小毒。归肺、大肠经。

【应用与鉴别】

1. 用于咳嗽气喘。北杏仁主入肺经，味苦降泻，性温，稍有补性，有的文献言其性微辛，能肃降兼宣发肺气，而能止咳平喘，为治疗咳喘之要药。随证配伍，可治各种咳喘病证。

①用于风寒咳喘。如《伤寒论》之麻黄汤，即麻黄、桂枝、杏仁、甘草，治疗外感风寒，恶寒发热，头痛身痛，无汗而喘，方中以麻黄发汗解表，宣肺平喘为君药，杏仁在本方的作用是利肺下气，助麻黄平喘。再如《太平惠民和剂局方》之三拗汤，即麻黄、杏仁、甘草（即麻黄汤去桂枝成方），主治感受风邪，鼻塞身重，或伤风伤冷，四肢拘急，咳嗽多痰等症。三拗汤不用桂枝，则发汗解表作用逊于麻黄汤，主治重点在于宣肺平喘止咳，平喘作用优于麻黄汤。又如《太平惠民和剂局方》之华盖散，即麻黄、杏仁、桑白皮、紫苏子、赤茯苓、陈皮、甘草组成。主治外感风寒，咳嗽上气，痰气不利，呀呷有声。华盖散是在三拗汤的基础上，加紫苏子、赤茯苓、陈皮、桑白皮等理气化痰之品，故主治风寒乘肺，肺气失宣，痰阻气滞，导致咳嗽上气，痰吐不利等症。

②用于风热咳嗽。如《温病条辨》之桑菊饮，即桑叶、菊花、杏仁、连翘、薄荷、桔梗、甘草、苇根，近代多作汤剂用，疏风清热，宣肺止咳，主治风温初起，但咳，身

热不甚，口微渴等症。方中以桑叶、菊花疏风解表，宣透肺热为主药；取杏仁清咽利膈，止咳化痰。桑菊饮为辛凉轻剂，主治风温初起，风热之邪外伤皮毛，内舍肺络，咳嗽，身不甚热，微渴。吴鞠通说："咳，热伤肺络也；身不甚热，病不重也；渴而微，热不甚也。"又说："盖肺为清虚之脏，微苦则降，辛凉则平，立此方所以避辛温也。"若见气粗而喘，燥在气分者，加石膏、知母，或黄芩、瓜蒌以清肺胃之热；津伤而口渴甚者，加天花粉；风热伤络，咳嗽咯血者，可加白茅根、藕节等凉血止血之品。

③用于肺燥咳嗽。如《温病条辨》之桑杏汤，即桑叶、杏仁、沙参、贝母、淡豆豉、山栀皮、桑白皮，清宣凉润，主治外感燥热，头痛身热，口渴干咳无痰。桑杏汤以桑叶、淡豆豉清宣燥热为主药，杏仁苦辛温润以利肺气，本方主治温燥外袭，肺阴受灼之证。燥气上犯，故肺气先伤，见身热口渴，干咳无痰，或痰少而黏等症。本方外以清解燥热，内以凉润肺金，使燥热除，而肺金复，诸证自愈。如燥热阴伤已甚者，需用《医门法律》之清燥救肺汤，即桑叶、石膏、人参、甘草、胡麻仁、阿胶、麦冬、杏仁、枇杷叶，清燥润肺，主治温燥伤肺，干咳无痰，气逆而喘，咽喉干燥，鼻燥，胸满，胁痛，心烦口渴。本方是燥热伤肺的主要方剂。方中桑叶轻宣肺燥，石膏清肺胃燥热，两药合用以治其致病之源，取杏仁之苦以泻肺气。若肺热喘咳则配石膏等品以清肺泻热，宣肺平喘，如《伤寒论》之麻黄杏仁甘草石膏汤。本方辛凉宣泻，清肺平喘，方中麻黄辛温宣肺平喘，石膏辛寒清泻肺热，杏仁苦温，佐麻黄止咳平

喘，本方虽由辛温与寒凉药物配伍而成，但主要是具有辛凉作用的方剂，即寒包热。详细介绍以上方剂，目的有三：一是介绍杏仁在各方剂之作用，二是杏仁广泛应用于多方中的依据举例，三是掌握以上各方剂临证应用区别。

2. 论仲景用杏仁。仲景治咳嗽方均未用杏仁，唯咳而喘者，必用杏仁，如麻黄汤证及麻杏甘石汤证，以及喘家作，桂枝加厚朴杏子汤，说明仲景认为杏仁为治喘病的主药，而非治咳之主药，后世以杏仁能祛痰，遂致咳喘病处方中均用之。

我临证治疗咳喘，杏仁是无方不用，方方用，根据有四：一是杏仁能祛痰；二是杏仁味苦能降肺下气；三是杏仁是微辛能宣肺；四是性温则能补。故外感内伤、虚实寒热咳嗽，统统都用，并且重用杏仁 15 ～ 25g。

3. 用于肠道便秘。杏仁质润多脂，味苦而下气，故能润肠通便，常配伍柏子仁、郁李仁等药同用，如《世医得效方》之五仁丸，即桃仁、杏仁、柏子仁、松子仁、郁李仁，加陈皮，现代多作汤药用。五仁丸润肠通便，主治津枯肠燥，大便坚难，以及年老或产后血虚便秘。五仁皆有油脂，故能润肠燥，通大便而不伤津液，佐陈皮理气，更能助其润下之功。

4. 鉴别。①凡仁皆降，故功专降气。杏仁味苦，苦能直行而降，似无辛味，只有润降之功，而无解散之力。如遇风寒侵袭，肺气壅闭之喘，必加用辛散之药，不能专用苦降之品。②苦杏仁，味苦性温，治肺实之咳喘；甜杏仁，味甘性平，治肺虚之喘咳。

【备考】由于杏仁含油脂多，治习惯性便秘，多用杏仁泥。

【用量】3 ～ 9g。

**瓜蒌：瓜蒌分全瓜蒌、瓜蒌皮和瓜蒌仁。全瓜蒌，清热散结，化痰导滞；瓜蒌皮，宽中利气，清热化痰；瓜蒌仁，润燥涤痰，滑肠通便。**

【性味、归经】甘，寒。归肺、胃、大肠经。

【应用与鉴别】

1. 用于清热化痰。瓜蒌甘寒清润，治疗热痰咳嗽，痰稠咳之不利等症，能润燥清热，以稀释稠痰，如《宣明论方》单用瓜蒌实一物，治小儿痰喘;《济生方》以瓜蒌仁配半夏合用，治疗肺热咳嗽等。瓜蒌皮与贝母、桔梗、杏仁等配伍，能止咳化痰，再和宣达肺气的药物同用，主治肺气壅遏，痰热咳喘之症。瓜蒌专能清气化痰，下气止咳，如《医方考》之清气化痰丸，即黄芩、瓜蒌仁、陈皮、杏仁、枳实、茯苓、胆南星、制半夏成方。方中瓜蒌、黄芩清热化痰，因热痰之成因是火邪煎熬津液，故以黄芩、瓜蒌为君药；火因于气，气有余便是火，故用陈皮、枳实行气破结；脾为生痰之源，肺为储痰之器，故以茯苓健脾渗湿，杏仁宣肺下气，更佐胆南星、半夏加强化痰之功，共奏清气化痰、下气止咳之功。该方主治痰热内结，咳嗽痰黄，稠厚胶黏，甚则气急呕恶，胸膈痞满，或发热，或惊悸不得安寐，小便短赤，舌质红，苔黄腻，脉滑数者。汪昂说："热痰者，痰因火盛也。痰即有形之火，火即无形之痰，痰随火而升降，火引痰而横行……"本方主治之证皆为痰热所致。其中惊悸不寐为痰热内扰，影响心神不宁之故。本方顺气、清热、化痰，使气顺则火自降，热清而痰自消，痰消则火无所附，诸证自可解除。本方是治疗痰热咳嗽的名方，只要辨证得当，效果斐然。

2. 用于肺燥有痰之咳嗽。如《医学心悟》之贝母瓜蒌散，见贝母篇。

3. 用于胸痹。瓜蒌能利气开郁，导痰浊下行，而奏宽胸散结之功。下面我将胸痹分为两型来讲。

①用于寒邪壅盛之胸痹。寒邪壅盛症见胸痛彻背，感寒痛甚，喘息咳唾短气，苔白腻，脉沉迟，均属寒象。方以《金匮要略》之瓜蒌薤白白酒汤为主方，即瓜蒌、薤白、白酒。本方为通阳散结，豁痰下气之剂。方中瓜蒌开胸散结，畅气涤痰；薤白润利通阳，行气止痛；白酒助药上行，行气活血，调理气机。全方使胸中阳气宣通，升降复常，则喘咳痹痛自愈。

胸痹主要是因胸中阳气不振，浊阴上逆，津液不能敷布，凝滞为痰，气机阻滞而成。本方有通阳散结、豁痰下气的作用，临床常用于寒邪壅盛之胸痹证，为《金匮要略》治疗胸痹之主方（借讲瓜蒌之际，我将《金匮要略》治疗胸痹的九张方剂一并介绍）。若胸痛彻背，背痛彻胸（因为诸阳受气于胸部，而转行于背，阳气不运复受寒邪，阴寒极盛而乘阳位，阻痹气机，故见胸痛彻背，寒则痛甚），痛剧而无休止，身寒肢冷，喘息不得卧，为阴寒极盛，胸痹重证。宜用《金匮要略》乌头赤石脂丸之温通，以助阳止痛，方剂组成即乌头、附子、蜀椒、干姜、赤石脂成方。

若疼痛时缓时急，时觉胸中痞闷，并兼有其他湿象者，乃属寒湿留着，宜用《金匮要略》薏苡附子散以温化寒湿，方剂组成为薏苡仁、附子。

②用于痰浊壅塞之胸痹。主症为胸中板闷而痛，痛彻背部，气短喘促，咳嗽吐痰沫，不得卧。方用《金匮要略》之瓜蒌薤白半夏汤。痰浊壅塞之胸痹，主要因为痰湿之性黏腻，故胸中觉板闷而痛，痛彻背部，痰浊犯肺，阻碍气机，故见喘促气短不得卧，咳嗽而吐痰沫。以上均属痰浊之证，故加半夏，即瓜蒌薤白半夏汤以加强化痰散结的作用。若胸痹痰结在胸，胸中痞满，气从胁下上逆抢心，因为胸中阳气不振，又加饮与气互结于胸，方用《金匮要略》枳实薤白桂枝汤，加厚朴、枳实除痞散满，加桂枝通阳化饮，阳复阴消，则上逆之势可因而调和。若只见胸中气塞短气，而无上述之重证者，则属痰湿轻证，实以气短为主者，病机在肺，宜《金匮要略》之茯苓杏仁甘草汤，方剂组成为茯苓、杏仁、甘草，以宣肺化痰。若以气塞为主者，病机在胃，宜《金匮要略》之橘枳生姜汤行气化痰，方剂组成为枳实、橘皮、生姜。

上述胸痛诸证，若久发不愈，痛时如刺，定处不移，并兼有其他瘀血见症者，则属久病入络，气滞血瘀，治宜兼通络道，可用《金匮要略》旋覆花汤，即旋覆花、新绛、葱，加郁金、当归尾、桃仁、红花、瓜蒌、薤白、桂枝之类。

治疗胸痹一证，除上述祛邪诸法外，应时以补养阳气为念，可根据各个阶段的治疗情况，辨别虚实，可采用

《金匮要略》人参汤，即人参、白术、干姜、甘草，以扶正气，养阳化阴。

4. 用于小陷胸证。小陷胸主证为伤寒误下，痰热互结心下，按之则痛，方用《伤寒论》之小陷胸汤，即黄连、半夏、瓜蒌实。方中黄连苦寒泻心清热，半夏辛温和胃化痰，二药合用，辛开苦降，善治痰热互结之证；用瓜蒌仁清热化痰，宽胸散结，共奏清热涤痰、宽胸散结之功。

5. 用于肺痈、肠痈、乳痈。本品能清热散结消肿，常配伍清热解毒药，以治痈证。如肺痈咳吐脓血，用瓜蒌配鱼腥草、芦根等，我临床治疗肺痈常以千金苇茎汤加入瓜蒌；治肠痈，可以瓜蒌配败酱草、红藤等；治乳痈初起红肿热痛，常配当归、乳香、没药，我临证常用《妇人大全良方》之神效瓜蒌散，即瓜蒌、粉甘草、当归、乳香、没药。

6. 用于肠燥便秘。瓜蒌仁其油性大，能润肺滑肠。若邪火燥结大便，借以帮助苦寒之药泻下，则大便自润利矣。

7. 鉴别。瓜蒌入药，古人本无皮、籽分用之例，仲景书以枚计，不以分量计。后世分瓜蒌果实之外皮为瓜蒌皮，主清热化痰；瓜蒌果实又叫瓜蒌仁或瓜蒌子，偏主润燥滑肠；瓜蒌果实与瓜蒌皮并用，名全瓜蒌，既化痰又润便，更能降气，多用治胸痞结胸；至于瓜蒌之根，名天花粉，功用清肺润燥，养胃生津，此处不讲，见后续内容。

我在汤剂中的一般用量，全瓜蒌 10 ～ 20g，瓜蒌皮 6 ～ 12g，瓜蒌仁 10 ～ 15g，打碎入煎。

【用量】全瓜蒌 12 ～ 30g；瓜蒌皮 6 ～ 12g；瓜蒌仁 9 ～ 15g；瓜蒌仁霜 6 ～ 15g。

## 张炳厚

2018-04-01

各位学子，张氏医门零金碎玉微信小课堂第65讲。

**天南星：燥湿祛痰，祛风解痉。生用峻烈，制用稍缓。**

【性味、归经】苦、辛，温。归肺、肝、脾经。

【应用与鉴别】

1.用于燥湿化痰。本品性温而燥，有较强的燥湿化痰之功。治湿痰阻肺、咳喘痰多、胸膈胀闷，常与半夏相须为用，并配用枳实、橘红，如《济生方》之导痰汤，即二陈汤加天南星、枳实成方，煎汤内服，导痰汤治一切痰厥、头目眩晕，或痰饮留积不散、胸膈痞塞、胁肋胀痛、头痛吐逆、喘急痰嗽、涕唾稠黏、坐卧不安、不思饮食。

2.用于热痰。本品温燥，更烈于半夏，适用于顽痰咳嗽及痰湿壅滞、胸膈胀闷之证。如张洁古之玉粉丸治气痰咳嗽、胸闷不爽，方剂组成：天南星配伍陈皮、半夏成方。其配伍方法很多，玉粉丸以黄芩易陈皮为小黄丸，用于肺热痰多者；若玉粉丸以白术易陈皮，名白术丸，主治湿痰证；若以官桂易陈皮，食后生姜汤下，名姜桂丸，主治寒痰证。随证化裁，颇为灵活，其中以小黄丸治疗热痰为历代医家所共识。

3.用于风痰眩晕。如《太平惠民和剂局方》玉壶丸，即天南星、半夏、天麻、头白面为丸，姜汤送下，主治风痰吐逆、头晕目眩、咳嗽痰盛、胸闷少食。

4. 用于祛风解痉。如《太平惠民和剂局方》之青州白丸子，即天南星、白附子、半夏、川乌头，也可做汤药用，主治风痰壅盛、呕吐涎沫、口眼㖞斜、头风等症，亦治小儿惊风，薄荷汤送下。

5. 用于破伤风证。可用天南星，配防风外涂伤口。

6. 用于痈疽肿痛。用胆南星外敷痈肿，有消肿定痛的作用。

7.《本草求真》云："胆制味苦性凉，能解小儿风痰热滞，故治小儿急惊最宜。"又云："天南星味辛而麻，气温而燥，性紧而毒……性虽有类半夏，然半夏专走肠胃，故呕逆泄泻得之以为向导。南星专走经络，故中风麻痹亦得之为向导。半夏辛而能散，仍有内守之意，南星亦辛而能散，绝无有守之性，其性烈于半夏也。南星专主经络风痰，半夏专主胃肠湿痰，功虽同而用有别也。"

因天南星专走经络，辛而解散，走而不守，所以我临证治疗各种原因引起的麻木，特别是风湿痹证的麻木，常在相应的方剂中加以用之。如治疗三叉神经痛时，我常在三叉滋生青阳汤类方中加用胆南星，取胆南星涤痰开窍而清神明之义。

8. 鉴别。天竺黄、胆南星都是涤痰开窍而清神明之药。天竺黄性寒，胆南星性微温，天竺黄的凉心定惊和止搐作用优于胆南星。

《太平惠民和剂局方》有三生饮，即生南星、生川乌、生附子、木香，共研为末，清水煎服，治疗卒中昏不知人，口眼㖞斜，半身不遂，并治痰厥、气厥，因方中三药都有剧毒，虽听许多老师说此方甚有疗效，但我迄今未敢用。我唯一见过的是1976年西苑医院王文鼎老师用生附子、生乌头各半斤，24小时煎煮取汤治疗某副部长之鹤膝风，经3天治疗，竟奇迹般地肿消痛止，神奇得令人不敢相信这是事实。

**附：胆南星**

经由牛胆汁制，燥性已减，性味苦凉，能化痰息风定惊，适用于痰热惊搐之证。如《寿世保元》之千金散，即胆南星、僵蚕、黄连、牛黄、天麻、全蝎、冰片、朱砂、甘草成方，治疗急惊痰喘发痉。只能用千金散成药，不能改成汤剂。

胆南星外敷治疗痈肿，前边已讲过。

【备考】制南星、胆南星一般用3～6g（我多用6～10g）；生南星多入丸剂散剂，一次量1～4分，即0.3～1.2g。

【用量】制南星5～9g；生南星多入丸散用，1次量0.3～1g。外用适量。

**紫菀：温肺下气，化痰止嗽。**

【性味、归经】苦、甘，微温。归肺经。

【应用与鉴别】

1.用于止咳化痰。紫菀辛散苦泄，有下气化痰止咳的功效，为止咳之要药，如《图经本草》治久咳不瘥，即紫菀、款冬花、百部、乌梅、生姜成方。

2.用于咳嗽气逆、咯痰不爽。如《医学心悟》止嗽散，治疗外感咳嗽，咯痰不爽者。止嗽散以荆芥疏风散表，紫菀、百部理肺止嗽，白前、陈皮、桔梗利气化痰，甘草调和诸药，与桔梗同用可以升上宣肺。止嗽散对于新久咳嗽、咳痰不爽者均可加减应用。如风寒初起，头痛鼻塞，发热恶寒咳嗽者，加防风、紫苏以佐荆芥疏散外邪；若暑热伤肺，或兼有里热口渴，心烦尿赤者，加栀子、黄芩、天花粉以清其热。止嗽散是治疗咳嗽的通用方，治诸般咳嗽。本方温润平和，不寒不热，温而不燥，润而不腻，散寒不助热，解表不伤正，既无攻邪太过之力，又有祛除病邪之势。其功用：能宣能肃，既升能降，能表能里，具备宣不过散、肃不过下之特点，可称和解剂，无论新久咳嗽均可随证加减应用。我对此方有成见，因为它什么咳嗽都能治，我总认为什么都能治就什么也治不好，方剂越专，效果越好。因此我临证用之不多，我只在治燥咳或咳痰不爽时，选用方中之紫菀、百部、白前三味，确有疗效。待我讲“精辨妙治痰咳喘”时再重点介绍。

3. 用于咳唾脓血。咳唾脓血多出现在阴虚咳嗽中，所以多与滋阴药配伍。如《王海藏方》之紫菀汤，即紫菀、贝母、知母、阿胶、茯苓、人参、甘草、桔梗、五味子成方，治疗劳热咳嗽、肺痿肺痈、咳吐脓血。我临证用千金苇茎汤治疗肺痈，每每加入紫菀，效果有增。

【备考】紫菀虽苦辛而温，但柔润有余，专能开泄郁肺，宣通窒滞，凡风寒外束，肺气壅塞，咳呛不爽，喘促哮吼，以及气火燔灼，咳吐脓血均能治疗。因其温而不热，润而不燥，所以寒热皆宜。

【用量】3 ～ 9g。

**百部：温肺化痰，善于杀虫。**

【性味、归经】甘、苦，平。归肺经。

【应用与鉴别】

1. 用于温肺化痰。本品对新久咳嗽都有效果，如《证治准绳》之百部丸，即百部、麻黄、杏仁，研为末，煮熟枣肉为丸，温汤送下，现代多改为汤剂，治疗小儿肺寒壅嗽，微喘有痰。再如钱乙之百部丸，药同上方，治疗小儿寒嗽。再如《太平圣惠方》之百部散，即百部、紫菀、贝母、葛根、石膏、竹叶成方，治小儿咳嗽头热。我临证治疗燥咳时，常在相应方剂中加入百部、紫菀，以求增加润肺止咳之功，提高疗效，甚有心得。

2. 用于止嗽化痰解表，如止嗽散，详见紫菀篇。

3. 灭虱杀虫。本品制为 20% 的醇浸液，或 50% 的水煎液外用，对人、畜的头虱、体虱、阴虱及虱卵具有强大杀灭力，并可杀灭农作物害虫。

4. 鉴别。百部之根形同天冬，但天冬味甘而润，百部味苦微温，天冬偏治虚热之咳，百部偏治劳瘵之咳，杀虫之功乃百部之所长。

【用量】3 ～ 9g。外用适量。

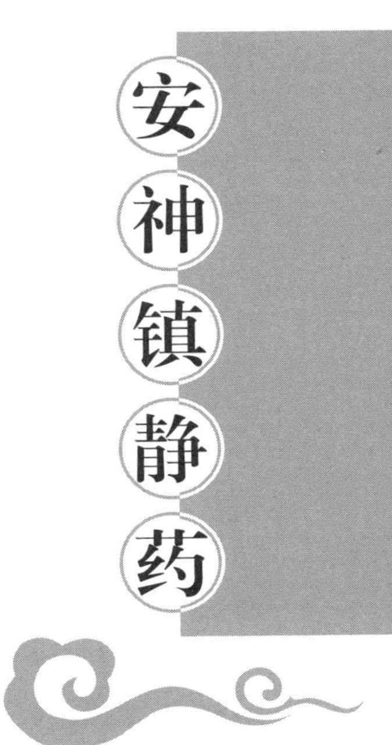

# 安神镇静药

张炳厚
2018-04-25

各位学子，张氏医门零金碎玉微信小课堂第 66 讲。

心藏神，肝藏魂，凡以安神定魂为其主要功效之药物，均属安神镇静药类，按药物之特性，又可以分为安神定志和镇惊息风两类。

安神定志药均具有宁心安神、益智等作用，临床常用于虚烦不得眠、惊悸健忘、虚汗虚喘、耳鸣耳聋、目眩等症，多偏于虚证，故常与滋补药，如熟地黄、枸杞子、麦冬、沙苑子、女贞子等药同用。本类药物主要入心经，兼入肝、肾等经。

镇惊息风药均具有平肝息风、祛风、镇惊等作用，临床常用于高热、神昏、抽搐、小儿高热惊痫、癫痫、目赤眩痛、口眼㖞斜、半身不遂等症，多偏于热证和实证。高热症状显著或者高热持续不降时，常与芳香开窍药，如麝香、菖蒲等药配伍应用。本类药物主要入肝经，兼入心包经。

惊痫抽搐而伴有惊悸失眠等虚证时，常在平肝息风药中同时加入安神定志药服用。

# 安神定志药

**酸枣仁：补肝胆，宁心安神，敛汗。**

【性味、归经】甘、酸，平。归心、肝经。

【应用与鉴别】

1. 用于血虚心烦不安，或不得眠，或虚汗自出，心悸怔忡等症。如《金匮要略》之酸枣仁汤，即酸枣仁、甘草、知母、茯苓、川芎成方。本方所治之虚烦失眠是由于肝血不足、阴虚阳亢所致。肝虚则邪火上升，故见虚烦，因虚烦而引起不得眠。酸枣仁汤证是以虚烦为主，取酸枣仁养血安神为君药，佐川芎调血养肝，茯苓安神，甘草培土缓肝，知母清热除烦，如此则阳亢平，虚烦止，睡眠安宁。

酸枣仁有滋养心肝的作用，可与补脾补血药配伍，如《济生方》之归脾汤，即黄芪、党参、白术、酸枣仁、龙眼肉、木香、当归、远志、茯神成方，主治思虑过度、劳伤心脾、怔忡、健忘、惊悸盗汗、发热体倦等症。本方主治脾虚气衰、崩中漏下。心藏神而主血，脾主思而统血，思虑过度，劳伤心脾，因而神气困顿，食少不眠。脾胃为气血之源，脾虚血少，则心失所养，故愈虚，于是怔忡健忘、惊悸盗汗诸证相继发生。采用本方补益心脾，气旺生血，则失眠健忘、怔忡等症自愈。又妇人脾虚气弱，不能统血，而见崩漏、经带诸证，运用归脾汤，主治虽异，机制则同，亦属异病同治之意。我临证治疗心脾两虚月经过多、经期长，有时几十天甚至几个月月经不走，我常用归脾汤治之，但必须用独参汤。我用红参片或独参片 30g 煎一个半小时，取汁 200mL，早晚分服，一天服归脾汤，一天服独参汤，治愈甚多，多少病人长治不效者，服之疗效显赫。独参汤大家不要看一味药，单用取其量大力宏。人参既能补元气，补肾气，增强各个脏腑主要的功能；又能补肺气，肺主一身之气；还能补脾胃之气，脾胃是生血之源，生血之源足，全身气血就足了。独参汤治病，期望大家以后多试一试，使用一般的人参、红参片就可以了。治月经过多和崩漏，最近我连着治几次，好多都是几年十几年不愈的患者，经用此方，效果显著。

失眠证可选用本药配伍用之。若因心肾不足，阴虚阳亢所致的虚烦不眠、心悸健忘、口干咽燥、舌红少苔，可与生地黄、玄参、柏子仁等养心滋肾药同用，如《摄生秘剖》之天王补心丹，即人参、玄参、丹参、茯苓、五味子、远志、桔梗、当归身、天冬、麦冬、柏子仁、酸枣仁、生地黄成方。天王补心丹滋阴清热，补心安神。本方选择许多养阴安神药配伍而成，如生地黄、玄参壮水制火，丹参、当归补血养心，人参、茯苓益心气，远志、柏子仁养心神，麦冬、天冬增津液，取酸枣仁、五味子之酸以敛心气之耗散，桔梗载药上行为使，朱砂为衣，取其入心安神。《素问·痹论》云："阴气者，静则神藏，躁则消亡。"即指天王补心丹主治之证而言。

归脾汤与天王补心丹均为养心安神之剂，均治健忘、怔忡、失眠，但归脾汤以健脾养血为主，适宜气虚之证；而天王补心丹以养阴清热为主，阴虚血热者为宜。

2. 用于自汗、盗汗。《简便方》治疗盗汗则以酸枣仁配伍人参、茯苓治之。我临证常以此三味药合入其他治自汗、盗汗方中同用，效果有增。

3. 酸枣仁味酸性收，主治肝病、寒热结气、酸痹久泄、脐下满痛等症。酸枣仁甘而润，故炒酸枣仁能治虚烦不得眠、烦渴、虚汗等症；生酸枣仁治疗肝热好眠，皆足厥阴、少阳药也。

4. 鉴别。①黄连治心中烦不得眠，是心火有余，故用黄连苦泻心火，以安心神；炒酸枣仁治虚烦不得眠，是肝胆不足，用炒酸枣仁补肝胆而藏魂。②酸枣仁炒熟，治胆虚不眠，生治胆热好眠。说明熟能补肝胆，使肝胆血足自能安眠；生能泻肝胆，使胆热不旺，魂定卧宁。

【备考】酸枣仁其味酸，其色红，其形象心，主要功用在治肝胆，治心次之。一般用量为 30 ～ 60g，失眠很突出的用酸枣仁 60g，效果很好，希望大家临证时反复用一用看一看。文献许多病案对酸枣仁的煎药方法都是先煮，后纳其他的药，因此酸枣仁多煮肯定效果是好的，希望大家临床多加验证。

【用量】9 ～ 18g。亦可研末，睡前吞服，每服 1.5 ～ 3g。

## 张炳厚

2018-05-23

各位学子，张氏医门零金碎玉微信小课堂第 67 讲。

**柏子仁：养心安神，润肠通便。**

【性味、归经】甘，平。归心、肾、大肠经。

【应用与鉴别】

1. 用于养心安神，治疗血虚怔忡，或心肾不交、惊悸不眠、盗汗等症，如《仁斋直指方》的养心汤，“养心汤用草芪参，二茯芎归柏子寻，夏曲远志兼桂味，再加酸枣总宁心”。又如《体仁汇编》柏子养心丸，即柏子仁、枸杞子、麦冬、当归、茯神、石菖蒲、熟地黄、玄参、甘草，共为末，炼蜜为丸，每次 9 钱，早晚灯心汤送下，也可以改为汤剂服用。治疗劳欲过度、心血亏损、精神恍惚、夜多怪梦、怔忡惊悸、健忘、男子遗泄。我临床遇睡眠时间正常，怔忡惊悸明显，尤以乱梦纷纭者，常用此方，效果甚佳。

2. 用于治疗盗汗，如《普济本事方》柏子仁丸，即柏子仁、半夏曲、牡蛎、人参、白术、麻黄根、五味子、大枣、炒麸皮，治疗盗汗。本方中加生黄芪 30g、防风 20g，方中有白术，即玉屏风散治疗自汗，效果明显。

3. 用于润肠通便，用于肠燥便秘，柏子仁质润多油，有润肠通便之效，主治阴虚血少的肠道便秘，常与其他同类种子药同用，以加强其润下之功。如《世医得效方》大五仁丸，即桃仁、杏仁、柏子仁、松子仁、郁李仁、陈皮，五仁皆有油脂，取其润肠通大便，而不伤津液，佐以陈皮理气，更能助其润下之功。津枯肠燥便秘，或老人便秘，或产后血虚便秘，一般不用峻药攻逐，恐伤津液，即使暂通，亦每复秘。本方对于津液不足所致的便秘，颇为合适。我临证治疗津液不足的便秘，常以五仁汤去陈皮之香燥，去松子仁之滋腻，去桃仁之通瘀，易以瓜蒌仁、麻仁用作汤剂。瓜蒌仁、麻仁为润肠通便之专药，用之润下之功更大，取效较捷。

4. 鉴别。①肝胆虚之失眠用酸枣仁，心血虚之失眠用柏子仁。因酸枣仁以酸用事，酸能敛肝以补肝；柏子仁含滋膏多，能养心而补锌。②便秘有实结和虚结之分，实结宜泻，应用大黄、芒硝之类；虚结宜润，柏子仁为可用之药，尤其对老人便秘，肠津不足，用之最宜。

【备考】柏子仁为侧柏树之实，仁色黄，状如米，性平，不寒不热，为养心滋补之品。

【用量】9 ～ 18g。

**远志：安神益智，祛痰利窍。**

【性味、归经】辛、苦，微温。归肺、心经。

【应用与鉴别】

1. 用于益智安神。治疗心神不安、惊悸失眠、健忘等症，常与朱砂、龙齿等同用。如《备急千金要方》之定志丸，即远志、菖蒲、人参、茯苓，研末蜜丸，朱砂为衣，开水送下，也可作汤药用。若用于失眠健忘，可以加人参、石菖蒲、龙齿，治疗心胆气虚之失眠，症见心悸多梦，时易惊醒。心虚则神摇不安，胆虚则善惊易恐，心悸多梦而易醒，舌淡、脉弦细均为气血不足之象。我临床常安神定志丸与酸枣仁汤合用，安神定志丸以人参益气，龙齿镇惊为主，酸枣仁丸重用酸枣仁，酸能养肝，肝与胆相为表里，养肝即可补胆之不足，知母能清胆宁神，对心胆气虚之失眠，病情较重者，二方合用更为适宜。

2. 用于痰阻心窍、精神迷乱、惊痫、健忘等症。如《济生方》远志丸，即远志、菖蒲、茯神、龙齿、人参、朱砂，温酒调服，即《证治准绳》的不忘散，治疗健忘证。

3. 用于健忘证。健忘常与失眠并见，二者在病因证治方面，亦有密切联系，治疗常以养心血、补脾肾为主。下面我介绍几个类型的健忘。第一个类型为思虑伤脾、精神疲倦、食少心悸、失眠健忘，宜补养心脾，方用归脾汤，内含远志。第二个类型为肾精亏耗之健忘，兼见腰酸乏力，甚则滑精早泄，方用六味地黄汤加酸枣仁、五味子、远志、菖蒲之类。三是禀赋不足或劳心过度，以至精神恍惚的健忘，治疗用《备急千金要方》的枕中丹，即龟甲、龙骨、远志、石菖蒲成方。以上讲述的治疗健忘的方剂，方中均有远志，可见远志是治疗健忘之要药，取其益智，交通心肾。远志既然是治疗心神不安、失眠健忘、惊悸易醒之要药，临证用其他方治疗上证时，亦可加入远志，需重用 10 ～ 15g。至于年老神衰的健忘，多系生理现象，与因病而致健忘者不同。张石顽指出“因病而健忘者，药力可治”，也说明年老健忘，药难取效。

4. 用于痈肿。远志能散痈肿，用于痈肿疥毒、乳房胀痛，单用为末，以酒调，外敷即效。

5. 我临证用于痰多咳嗽或痰稠、咳而不爽者，每每加用远志，效果甚捷，取其利窍豁痰之功也。

【备考】远志之所以能治失眠者，以肾藏志，心肾不交则志不定，而神不安，远志能通肾气上达于心，使肾中之水上交于心，成水火既济之象。至于治咳嗽和痈疽，则为利窍豁痰之功能。远志古时多用为安神之药，近来多用治咳逆，以苦泻温通可治寒饮之咳逆。

【用量】3 ～ 9g。

张炳厚
2018-08-22

各位学子，张氏医门零金碎玉微信小课堂第 69 讲。

**合欢花：安神解郁。合欢皮：活血，消肿，止痛。**

【性味、归经】甘，平。归心、肝经。

【应用与鉴别】

1. 用于安神解郁。治疗虚烦不安、恍惚、忧郁、健忘、失眠等症，多用合欢花，单用即有效。在复方中常与白芍、柏子仁、龙齿、琥珀等药合用，效果甚佳。我临床治疗失眠，凡有类似抑郁症，或者是失眠多噩梦者，每每必加 15g 合欢花，与茯神同用，宁心安神，效果倍增。

2. 用于活血、消肿、止痛。合欢皮适用于痈肿及骨折等症（对肺痈尤其有效）。如《独行方》单用本品煎服，治疗肺痈唾浊，胸中甲错等症。我临证使用千金苇茎汤时必加合欢皮，病人反映止痛、消肿效果非常好。

3. 合欢花安五脏和心志，令人快乐无忧，为解郁第一品。

4.《本草求真》曰："合欢皮味甘气平，服之虽能入脾补阴，入心缓气，而令五脏安和，神气自畅，及单用煎汤而治肺痈唾浊，合阿胶煎汤而治肺痿吐血，皆验……然气缓力微，用之非止钱许可以奏效，故必重用久服，方有补益怡悦心志之效。"意思是必须重用，不用嫌多，不然不能取效。

【用量】合欢花 3 ～ 9g；合欢皮 9 ～ 15g，外用适量。

**张炳厚**

2018-09-27

各位学子，张氏医门零金碎玉微信小课堂第 70 讲。

**朱砂：镇心，安神，解毒。**

【性味、归经】甘，寒。有毒。归心经。

【应用与鉴别】

1. 用于镇心安神。治疗睡眠不宁、心悸怔忡、癫痫等症，如李东垣的朱砂安神丸，方剂组成即黄连、朱砂、生地黄、酒当归、炙甘草，除朱砂水飞外，其他四味，捣碎为末，成丸，每晚临卧，温水送服，每次 2 ～ 3 钱。方中以朱砂重镇，宁心安神，当归、生地黄补血安神，甘草以缓急迫，黄连苦寒，直折心火，共奏养血清心、镇静安神之效。又因心火上炎，阴血被灼，导致心神不安、惊悸不寐者，用之最为适宜。本方原名“安神丸”。又如《普济方》治小儿惊热，睡眠不安，夜间哭啼，用本品同牛黄、水牛角配伍。又如《医宗金鉴》万氏牛黄清心丸（均见牛黄条），均治惊风痉挛等症。又如《温病条辨》的安宫牛黄丸，方剂组成为牛黄、郁金、犀角、黄连、朱砂、梅片、麝香、真珠、山栀、雄黄、黄芩，治疗卒厥中恶、大人小儿惊厥因于热者。大人病重体实者，可每服 1 丸，连服两三日；小儿服半丸，无效再服半丸。主治与《温病条辨》牛黄清心丸略同。方中朱砂主要是镇心安神。本方是从万氏牛黄清心丸加味而成，在清热解毒方面，增加犀角；镇心安神方面增加珍珠、金箔；开窍方面增加麝香、冰片；并增加了牛黄化痰解毒。通过这样的化裁，安宫牛黄丸较万氏牛黄清心丸病，药重而力宏，尤其是在芳香化浊、开窍方面更为突出。对病情严重，热闭神昏者最为适宜。

中医开窍通关剂以辛香走窜药为主，具有开窍通关作用，治疗窍闭神昏的一类方剂，均称为开窍通关剂。

窍闭神昏之证，有热闭和寒闭之别，因此开窍通关剂也有凉开和温开之分。使用开窍通关剂，首先要辨清证候属寒属热，才能正确地应用凉开与温开；而且无论凉开、温开，均适用于邪盛气实之“闭证”。如见口开目合、手撒遗尿、气微自汗，则为“脱证”，脱证绝不能使用此类方剂。

凉开剂包括牛黄清心丸、安宫牛黄丸、至宝丹、紫雪丹、小儿回春丹、抱龙丸。温开剂包括苏合香丸、通关散。凉开方剂的第一方剂就是安宫牛黄丸，此方注重开窍安神为主，治疗一切内闭昏厥之证，此证多类属于脑血栓、脑出血等范畴。温开方剂以苏合香丸为代表方剂，主要作用是解郁开窍，治疗中风、中气、中恶等，属于寒邪痰湿闭塞气机之证，温开药辛温宣散，豁痰开窍。以上温开、凉开方剂均有朱砂，取其镇心安神。

我这里费了很长时间来讲温开、凉开这些开窍药，为什么呢？因为像安宫牛黄丸等开窍通关药是中医学的瑰宝，有浓厚的中医特点和优势，中医能治实病、实证，最主要的就是我上面讲的这些方剂，这些瑰宝也是治疗窍闭神迷，包括脑出血、脑梗死、癫痫等急性病证的方剂。希望诸学子临床选用，辨证治疗。

下面主要讲我临床对安宫牛黄的应用及认识。我认为安宫牛黄丸最适合治疗脑血栓，因其能活血，如果用于脑出血要通过精细的辨证，慎之又慎。因为脑出血，它既有出血，出血在血管以外又有瘀血，出血和瘀血是并重的两个方面，如果治疗不当，用活血量大了，就加强了活血，如果祛瘀的药用多了，活血多了，会促进脑出血，用止血的药多了，又影响祛瘀生新，这方面要谨慎地加以辨证。我治疗脑血栓及其后遗症偏瘫等症，每治必先服 1 ～ 3 丸安宫牛黄丸，每天 1 丸，连服 2 丸，使其开通，然后再用汤剂辨证施治。以上所谈的中医开窍通关剂，方剂很多，我临床主要是凉开用安宫牛黄丸。我临证治疗脑血栓的时候，尽管是用汤剂，我也必须让患者在服汤剂之前服 1 ～ 2 丸安宫牛黄丸，这样可以截止脑血栓的发展。另外一方面，可以给汤药起一个好的开头，后面我再辨证该用什么汤剂就用什么汤剂，临床取得了很好的效果。

另外，我利用安宫牛黄丸治疗手术后高热、痰多这样的症状取得很好效果，我在天坛医院会诊过几例，用安宫牛黄丸兼用三石汤治疗发热，安宫牛黄丸芳香开窍，让人苏醒，这样高热退了，就不容易发生术后昏迷的一些坏症，也减少气管切开的概率。这里讲一个三石汤和安宫牛黄丸并用的病例，讲到三石汤我也讲讲天坛医院中医科我的学生跟其他科室做的科研，题目就是“脑病手术后用三石汤”，科研获得了可喜的成果。我用安宫牛黄丸治疗脑血栓也好，癫痫也好，或其他有昏迷症状或浅昏迷症状的人，用它主要分清病证是寒是热就可以了。安宫牛黄丸的使用指征是必须有热，其他方面都是辨证的次要方面。这些方剂都是中医的瑰宝，咱们要根据其药物组成，看其说明，应用中医的理论，即可在临床灵活应用了。中医文献记载，《备急千金要方》的磁珠丸，即磁石、朱砂、神曲成方，可治疗癫痫，但我的经验还是用安宫牛黄丸，效果远远优于磁珠丸。我曾治疗过 2 例癫痫，其中 1 例癫痫 1 日数发，先服安宫牛黄丸，每日 1 丸，服 2 天，继服定痛汤 5 剂后，复诊，7 日未发作癫痫，二诊同上法，再未复诊。另 1 例也是先服安宫牛黄丸，继服汤剂，也未再复诊。

2. 用于解毒。治疗疮疡肿毒等症，如玉枢丹治疟疾疮毒，常与牛黄配伍应用。再如《备急千金要方》的雄朱丸，治疗各种疮疡毒肿，用本品配伍雄黄、蜈蚣、麝香、千金子，为末外用，吹药。玉枢丹和雄朱丸均为成药，知道怎么用就行。

3. 可作丸剂的外衣，朱砂为衣，有防腐的作用，并能加强安神效果。

4. 我临证常用朱砂面冲服，治疗入睡难，颇有良效。现在药房供应的朱砂面都是水飞，毒性大减，朱砂遇热毒增，所以临床用朱砂面，必须用凉水冲服，不能用汤药同服。

5. 鉴别。朱砂外显红色，产地以湖南辰州为良，故又称辰砂。朱砂体质极重，色红入心，主治功用不离重镇，能潜降心火上炎，使神明得以守舍，是心经安神之主药。

朱砂常与其他安神药同用，即以朱砂拌之，如朱茯神、朱柏子仁、朱麦冬、朱远志。因朱砂有毒，现在禁用。

【备考】朱砂不能多用，多用则令人痴呆，若将汞等重金属有毒物质用水飞净，则适当多服亦无害。

【用量】0.3 ～ 1g。研末冲服，或入丸散剂。

**张炳厚**

2018-10-18

各位学子，张氏医门零金碎玉微信小课堂第 71 讲。

**珍珠母：滋阴宁神，镇心定惊，清肝除翳，收敛生肌。**

内服清心定惊，清热，除翳；外用收敛生肌。

【性味、归经】咸，寒。归肝、心经。

【应用与鉴别】

1. 用于惊悸、癫痫、惊风等症。珍珠母具有镇心定惊的功能，所以治疗上述诸证效良。如《肘后备急方》用珍珠母与蜂蜜合服，治疗心神不安和惊恐等症。金箔镇心丸(《万病回春》)即朱砂、琥珀、胆南星、天竺黄、牛黄、珍珠、雄黄、麝香、金箔成方，可治疗癫痫、惊悸怔忡。《医学入门》的镇惊丸，即珍珠母、朱砂成方，治疗急惊风。再如《普济本事方》之珍珠母丸（原真珠丸），即珍珠母、当归、熟地黄、人参、酸枣仁、柏子仁、犀角镑、茯神、沉香、龙齿、生地黄成方，犀角镑是从犀角刮下来一条一条的，我们经常用鹿角镑，共研细末，炼蜜为丸，朱砂为衣，金银花、薄荷汤送服，夜卧前服，本方滋阴凝神，镇惊定悸，治疗阴血不足，风阳内动，夜寐不宁，时而惊悸，面色少华，头晕目花。本方主治肝肾阴虚，心神失藏以致惊悸少寐之证。方中重用人参、当归、熟地黄益气活血、滋养肝肾之阴，从培本方面着手。肝肾阴虚，风阳内动，神魂失藏，则为惊为悸，夜寐不安。方用珍珠母、犀角、龙齿等平肝镇逆，安神定惊；再以柏子仁养心，酸枣仁养肝，加强镇惊安神定悸的作用；至于沉香，取其摄纳浮阳；朱砂为衣，重以镇逆，金银花汤送服。以上方剂临床好像不实用，但这些方剂药味都很简单，辨证基础上如遇到方中所治之症，即便是兼症，用这些方子也可取效，我临床治疗合用小方治疗兼证特别有效。

2. 用于目赤肿痛、翳障胬肉等眼病。珍珠母有清肝除翳之功，治眼目病虽可内服，但多配用眼药外用，如《邓苑方》七宝膏，以珍珠母、琥珀、水晶、龙齿、石决明、熊胆、冰片成方，即用以点眼，去翳障。

3.《本草求真》曰："珍珠入手少阴心经足厥阴肝经，盖心虚有热，则神气浮游，肝虚有热，则目生翳障。除二经之热，故能镇心明目也。"珍珠母是治疗目疾的主要方子，现在从事中医眼科的医生越来越少了，中医治疗眼科有特色，而且治疗有效，可惜咱们医门中没有从事眼科的，都是从事大科的，我是什么病都看，什么方都用，这些小方子，我经常合用在主方里，效果非常好。

4. 用于收敛生肌。本品收敛生肌的功效卓著，凡创面久不愈合及溃疡、烂蚀诸证，皆可以之外用。如《张氏医通》的珍珠散，即珍珠母、炉甘石、琥珀、龙骨、赤石脂、朱砂、血竭、冰片、钟乳石、象皮成方，治疗溃疡久不收口有良效。再如《太平惠民和剂局方》之珠黄散，以珍珠母与牛黄研末，治疗咽喉腐烂及牙疳蚀烂等症，合到主方上，治疗咽喉病，二味药，即珍珠母与牛黄，牛黄可以人造牛黄代替，临床可以试一试。

【备考】珍珠为珍珠壳受刺激后产生的分泌物，层层叠积而成，为一种病态产物。

【用量】15～60g。外用适量。

**磁石：潜浮阳，纳肾气。**

【性味、归经】咸，寒。归肝、心、肾经。

【应用与鉴别】

1. 用于阴虚阳亢所致的烦躁不宁、心悸、失眠、头晕、头痛、癫痫等症。磁石有平肝潜阳、镇惊安神之功，常与朱砂配伍，如《备急千金要方》之磁朱丸；亦可与石决明、白芍、生地黄等同用，治疗瞳孔散大，视物不明，耳聋耳鸣，癫痫等症。这些小方子临床上可根据需要选用，当然磁朱丸是成药，临床见到视物不明，耳聋耳鸣，癫痫，可以用上面讲的石决明、白芍、生地黄煎汁，冲服磁朱丸效果很好。有好多丸药可与汤药同煎使用，如治疗过敏性鼻炎，可把防风通圣丸放到方剂中长期服用，一剂放 3 袋，20 袋放入 7 剂药中同煎，治疗鼻炎很有效果，磁朱丸也可以这么用。我用防风通圣丸加入汤剂中治疗鼻炎，跟我随诊的学子都非常认同，如此使用效果很好。

2. 用于肝肾阴虚所致的耳聋、耳鸣、头昏等症。磁石能养肝益阴而有聪耳明目之功，治疗耳聋耳鸣，可与熟地黄、山萸肉、五味子等配伍，治疗视物模糊，可与磁朱丸配合滋养肝肾药同用。近年来有临床报道，用磁朱丸治疗白内障，可使部分这样的患者视力增加。

以上临床应用的第一条和第二条都用到了磁朱丸（《备急千金要方》），即神曲、磁石、朱砂成方，功用摄纳浮阳，镇心明目。治疗心悸失眠，耳聋耳鸣，视物昏花，主治癫痫。方中磁石入肾，能益阴潜阳，镇养真精，使肾水不致外泻；朱砂入心，能安神定志，镇养心血，使邪火不致上侵，更用神曲化谷健脾，使药不碍胃，谷可化精，故奏益肾潜阳、镇心明目之功。

3. 用于肾虚作喘。磁石能纳气而平喘，宜与代赭石、五味子、胡桃肉等配伍使用，治肾不纳气之虚喘。磁石虽性味辛寒，但我临床治疗肾虚作喘，无论肾阴虚和肾阳虚，都配伍使用磁石，效果都非常好，只不过是治疗肾阳虚虚喘用量大于肾阳虚喘者。

人们常说“内科不治喘，外科不治癣”，治喘、治癣丢了脸，说明喘与癣非常难治。喘分虚实，凡是虚的可选用磁石，效果特别好。我跟刘渡舟老师实习时，学到治喘必须用人参、沉香、磁石、蛤蚧，我现在还在用，不论虚实，效果非常好，但用量要有区别。

4. 用于头晕、头胀、头痛，含高血压。临证我常用《医醇賸义》之滋生青阳汤，原方所载主治肝风、头目眩晕、肢体摇动、如登云雾、如坐舟中。方剂组成即生地黄、白芍、牡丹皮、麦冬、石斛、天麻、菊花、生石决明、柴胡、桑叶、薄荷、灵磁石，水煎服。老的文献中主治很简单，方子列出药来，很少有方解，更没有功用。现在我来分析这张方子，方中生地黄、麦冬养阴生津；牡丹皮清热凉血；白芍养血敛阴，平抑肝阳，柔肝止痛；生石决明、磁石镇肝潜阳；天麻息风止痉，平抑肝阳，息风通络；菊花、桑叶疏风清热；柴胡、薄荷疏肝理气，以解郁热，凡有郁就有热，薄荷辛凉，疏散风热，清利头目，质轻又能引药上行，柴胡醋炒引药入肝，又为引经药。诸药配伍，滋阴寓于潜阳中，标本兼治，相得益彰，治疗头晕等症效果甚佳。此方凡跟我随诊之学子都会用，也都承认它效果很好，但是我们现在用的是滋生青阳汤的类方，叫降压滋生青阳汤，这里的药味有些变化。比如里面我没用磁石，我用的石决明，高血压病人都有血脂高，草决明有降脂作用，另外一方面高血压病人多有大便稀，草决明通便作用很强，大便稀的时候我用磁石，不用草决明。再如高血压或眩晕的病人多有痰，无虚无痰不作眩，所以我这方里加上天麻、钩藤、半夏治疗有痰的，柴胡、薄荷我就给去掉了，桑叶当然还得要。这方子治疗高血压的头晕、头胀、头痛效果特别好，以前我用这方子只是治疗头晕效果特别好，后来有人告诉我降压效果特别好，我就创出来降压滋生青阳汤；后来我用这方子治疗高血压眩晕的时候，有些人告诉我三叉神经痛也被治好了，我就常用这个方子治疗三叉神经痛，以试其效，就拟成了我的三叉神经滋生青阳汤，三叉神经滋生青阳汤治疗三叉神经痛效果特别好。我有两个治疗疼痛的方剂，一个是治三叉神经痛的，一个是治带状疱疹遗留神经痛的，三叉神经痛属于内风者，我用滋生青阳汤加味，带状疱疹遗留神经痛，我用五皮五藤饮加味。

5. 鉴别。铅与磁石均能纳肾气，铅在临床很少应用，老师教我治喘需要用铅的时候，就用黑锡丹，黑锡丹有铅，而且是主要的药，铅是由上而下，镇降肾气上逆，磁石是由下而上，吸纳肾气，不上逆。

【用量】9～30g。入丸、散剂，每次用1～3g。

# 养心安神药

**张炳厚**
2018-08-01

各位学子，张氏医门零金碎玉微信小课堂第68讲。

**茯神：宁心安神。**

【性味、归经】甘，淡。归心、脾经。

【应用与鉴别】

1. 茯苓、茯神均能宁心安神，但一般医生认为，茯神安神效果要比茯苓好。以朱砂拌之，可以增加疗效，古书上常有朱麦冬，朱砂拌麦冬，朱砂拌茯苓，朱砂拌远志，炮制不同，过去都认为朱砂拌茯苓效果很好，但现在要根据具体情况配合其他药物组成复方应用，现在都是用朱砂配合其他的药。如《是斋百一选方》之朱雀丸，以沉香佐茯神研末为丸，人参汤送下，治疗心神不安、恍惚健忘及心悸等症。再如《沈氏尊生书》之交感丹，茯神、香附相配伍，用于神志怫郁、不眠等症，像这样一两味药的小方子，在临床上可以加到应用的方剂中使用，合方效果是非常好的。再如《济生方》之归脾汤，能益气养心，健脾补血，治疗思虑过度、劳伤心脾、心脾两伤之失眠。方中以人参、黄芪、白术、甘草甘温补脾益气，茯神、远志、酸枣仁、龙眼肉甘温酸苦养血补心安神，木香理气醒脾，使补而不滞。本方是健脾与养心并重的方剂，也是益气养血的方剂，方中茯神主要是补心安神。《太平惠民和剂局方》之妙香散，方剂组成为麝香、木香、山药、茯神、茯苓、黄芪、远志、人参、桔梗、甘草、辰砂，治疗男子妇人心气不足、意志不定、惊悸恐怖、悲伤、心烦少寐等症，方中茯苓、茯神并用，可加强安神镇心的作用。因为茯苓甘平，所以我常在许多养心安神的方剂中均加入茯神，效果愈佳。

2. 用于平肝息风定痉。茯神有平肝息风的作用，如《通俗伤寒论》之羚角钩藤汤，主治热病邪传厥阴、壮热神昏、手足抽搐等症。方中羚羊角、钩藤、桑叶、菊花凉肝息风定痉；川贝母凉心解郁，能化痰清热；茯神治心神惊掣；芍药、甘草酸甘化阴，滋血液以缓肝急；竹茹通络祛痰，清泻肝胆之热。诸药合用，凉肝息风，增液舒筋。再如《通俗伤寒论》之阿胶鸡子黄汤，治疗邪热久羁、灼烁真阴、筋脉拘急、手足蠕动等症。方中以阿胶、鸡子黄为君，取其血肉有情之品，滋血液、息风阳；芍药、生地黄、甘草、茯神为臣，茯神在此主要是酸甘化阴，定痉柔肝息风；石决明、牡蛎为佐，介以潜之，潜镇浮阳，筋挛则络亦不舒；用钩藤、络石藤为使，取其通络行筋。诸药合而成为养血滋阴，柔肝息风之剂。阿胶鸡子黄汤和羚角钩藤汤同为息风之剂，二者区别在于阿胶鸡子黄汤主治真阴内竭，血虚生风，病情属虚而有热，故重在养血息风。羚角钩藤汤系风火相煽，热极生风，病情属热属实，故重在凉肝息风。二方之间，虚实主次应注意分清。我临证治疗风阳上扰或风阳上亢、血虚生风之高血压、风湿痹证、运动神经元病，经严格辨证后常用以上这些方子，比如肝阳上亢致高血压、手足蠕动、抽搐这些病在临床也非常常见，如不知道用什么方子好，临床可辨证选用。

3. 鉴别。①茯神得松根之余气，能导虚热下行，守脏宁心安神，与茯苓渗湿，茯苓皮利水，性同而用别。②茯苓为多孔菌科寄生植物茯苓菌的干燥菌核。寄生在松树根，其旁松根而生者称为茯苓，抱松树根而生谓之茯神，就像一头蒜，松根就是中间那个杆，周围的是蒜瓣，抱松根而生的叫茯神。③茯神与茯苓的区别：茯神主入心经，宁心安神，主治心虚健忘；茯苓主入脾经，是祛痰之主药。痰之本，水也，茯苓可以行水；痰之动，湿也，茯苓可以行湿。

【用量】10 ～ 15g。

**夜交藤：入心肝二经，养心安神。**

【性味、归经】甘，平。归心、肝经。

【应用与鉴别】

1. 用于虚烦不得眠、多梦等症。如《医醇賸义》之甲乙归藏汤，用本品与养心滋肝及重镇潜阳药配伍，治疗彻夜不寐，而属阴虚阳亢的证候。我临证用滋生清阳汤（《医醇賸义》）及镇肝熄风汤（《医学衷中参西录》）治疗血虚或阳亢证，凡有失眠者，必加夜交藤。我自拟黄连阿胶鸡子黄汤，每每加入夜交藤，对彻夜不眠效果显著。以上三方加夜交藤，都重用 15 ～ 30g 以上。

2. 单用夜交藤，外洗皮肤瘙痒，止痒之功奇佳。

3. 我有自拟方五皮五藤饮类方，说起五皮五藤饮，乃中医皮肤科大家赵炳南随证处方，方剂组成为牡丹皮、白鲜皮、海桐皮、地骨皮、桑白皮、青风藤、海风藤、双钩藤、夜交藤、天仙藤（天仙藤因含马兜铃酸，因病人忌惮，我多不用）。我非赵老之门生，亦非皮科医师，此方所治，与其说有趣，倒不如说有缘。1984 年王桂英老师身发瘾疹，迭治不效，痛苦异常，我曾用当时所谓拿手之方，消疹丸、二蜕汤，投之亦无效，求治赵老。赵老查证究因，随手拈出此方，我观之却丝毫不同于疏风清热、除湿止痒消风之方剂，所以我半信半疑，更以好奇之心理，验服此方，效果大出意外，竟 3 剂药后证若失。在感叹之余，激发我潜心研究此方的决心，于是我和王桂英老师广查皮科专著，博览本草群书，虽无此方名，却有大得，顿觉耳目一新，深为赵老辨证之精细，用药之奇特所叹服。为什么呢？我究此方的结果，综合所得，皮都能走皮，且能祛湿利水消肿，以皮治皮，以皮达皮，对皮肤病而言，就是载诸药达病所。藤药多入肝，均能活血祛风通络。细究方剂，五皮均属苦寒，五藤除天仙藤性温，海风藤微温大补外，其他三藤均辛甘寒，确定此方辛散性寒，共奏清热凉血、祛湿祛风、解毒化瘀之功。其中夜交藤养血安神，祛风通络，专治夜间皮肤瘙痒，钩藤清肝及心包之火，即清血分之热，解血分之毒，轻清透热，达邪外出，以杜疹源。更妙的是以皮治皮，以皮达皮，引诸药上达病所。皮属肺（肺主皮毛），宣肺能利水消肿，给邪以出路。以藤祛风达络，络通风去痒止，血行疹消。藤皮各臻其妙。合用透风于热外，渗湿于热下，清中有行，行中有清，效果益彰。全方共奏祛风胜湿、清热解毒、和血通络之功。此方选药新颖，组方严谨，立法周全，实为良方，足堪重用。

在此，我提出以皮达皮、以藤达络之观点，是我一大理论创新，我相信以后会被人称为中医理论之精粹。此方既能治皮肉之疹，又能治其他皮肉之疾。我领略其旨趣，灵活加减，广用于临证，拟出治瘾疹、紫斑、蜂蛇咬、无名疖肿、风湿痹证（关节炎、肌肉风湿痛）、带状疱疹及遗传神经痛等类方。特别让我惊喜的是治疗带状疱疹遗留神经痛，效果奇佳。大家都知道带状疱疹易治，遗留神经痛世界医学都毫无疗效。记得 20 世纪 90 年代在北京长乐宫举办疼痛中日学术研究会时，我讲的是中医的疼痛治疗，赵炳南大弟子张志礼讲带状疱疹，诸多专家纷纷提问，遗留神经痛能治吗，张志礼教授的回答没有给出肯定的答案，一位日本专家大声讲话说："你的论文不能治遗留神经痛，就是毫无价值。"当时我真想说"我有办法治疗遗留神经痛，而且疗效确切"。对五皮五藤饮的临床应用，我迄今还在深研，希望大家积极加入。

【用量】9 ～ 30g，治精神病可用至 60g。

# 镇惊息风药

**张炳厚**

2018-11-22

各位学子，张氏医门零金碎玉微信小课堂第 72 讲。

**羚羊角：平肝息风，清热解毒。**

【性味、归经】咸，寒。归肝、心经。

【应用与鉴别】

1. 用于痫证、中风、惊风。因羚羊角清热作用强，故多用于热证，治疗痫证、中风、惊风等肝风发痉的证候，如《通俗伤寒论》之羚角钩藤汤，即羚角片、桑叶、贝母、鲜生地、钩藤、菊花、茯神、生白芍、生甘草、淡竹茹成方，功用凉肝息风，增液舒筋。主治热病邪传厥阴所导致的痉厥，症见壮热神昏，烦闷躁扰，手足搐搦。方中羚羊角、钩藤、桑叶、菊花凉肝息风定痉；川贝母凉心解郁，化痰清热；茯神治心神惊掣；芍药、甘草、鲜生地酸甘化阴，滋血液以缓肝急；竹茹通络祛痰，清泻肝胆心包之热。诸药合用而为凉肝息风，增液舒筋之剂。

羚角钩藤汤证系邪热传入厥阴，阳热亢盛，热极生风所致。论其病情属热属实，所以方中重用凉肝息风镇痉之品。又因火旺生风，劫烁阴津，故佐以酸甘化阴，滋阴润柔之品，以增液舒筋，服之能使火平风息，阴平阳秘。如神志昏迷，热邪内陷，当配《太平惠民和剂局方》之紫雪丹以凉开。至于邪热稽留，灼烁真阴导致虚风内动，筋脉拘急，手足蠕动者，又当以养血滋阴柔肝息风为主。

2. 用于肝风炽盛所致的头晕头痛、目赤羞明等症。如《证治准绳》之羚羊角散，即羚羊角、生石决明、黄连、黄芩、龙胆成方。

3. 用于清热解毒。羚羊角与犀角相似，都有清热解毒的功用。对温热病壮热神昏、谵语躁狂等症有明显效果。如《太平惠民和剂局方》用紫雪丹配羚羊角粉冲服；王孟英以羚羊角配犀角，加入白虎汤中，治疗温邪病壮热谵语，生斑疹者。《本草纲目》曰："羊，火畜也，而羚羊则属木，故其角入厥阴肝经甚捷，同气相求也。肝主木，开窍于目，其发病也，目暗障翳，而羚角能平之。肝主风，上合为筋。其发病也，小儿惊痫，妇人子痫，大人中风搐搦，及筋脉挛急，历节掣痛，而羚角能舒之。"

4. 鉴别。羚羊角入肝经，治肝病；也入心经，治心病，但必配用犀牛角，因为犀牛角入心经故也。

5. 备注。羚羊角多为两角，呈黄褐色，稍有光泽，末端多弯曲，有螺旋状关节，质地坚硬，刀切不入，这一点是和犀角的区别。

6. 我临证用犀角地黄汤很多，犀角禁用，我用水牛角粉代之，继用玳瑁粉代之，现有常用羚羊角粉代之。玳瑁粉效果一般，容易致腹泻。我上大学的时候，北京中医医院很多老大夫公认可以用玳瑁粉代替羚羊角粉，现在羚羊角粉可以随便买了，0.6g一桶，现在用着就方便了，三个代用品比较起来还是羚羊角粉效果好，因为羚羊角的功能和犀角相似。我多用治带状疱疹遗留神经痛和病重的各种皮疹，临床疗效显著，用不用判若云泥。当然我还用小白花蛇以加强疗效，跟我随诊者都会使用，共认效果斐然。以上治疗带状疱疹遗留神经痛和病重的各种皮疹均多与五皮五藤饮合用。

【用量】1～3g。磨汁或锉末服，每次0.3～0.5g。

**钩藤：清热平肝，息风解痉。**

【性味、归经】甘，微寒。归肝、心包经。

【应用与鉴别】

1. 用于风热头痛、眩晕、目赤、目痛诸证。因为钩藤能解除风热，平肝阳，清头目，所以能治上述之病证。如《普济本事方》的钩藤散，即二陈汤加钩藤、菊花、茯神、石膏、麦冬、防风、人参成方，主治肝厥头晕，效果特别明显。

2. 用于急惊风、发热、抽搐等症。因为钩藤有清热止痉的功效，钩藤单用效果不太明显，常在复方中用。如《幼科心法》之钩藤饮，即钩藤、羚羊角、全蝎、人参、天麻、炙甘草成方，水煎服。主治小儿急惊，牙关紧闭，手足抽搐，惊悸壮热，眼目窜视。又如《幼科心法》之撮风散，方剂组成即蜈蚣、钩藤、朱砂、白僵蚕、全蝎尾、麝香，共为末，竹叶汤送服，治口撮如囊，吮乳不得，舌强唇青，面色黄赤，手足抽搐等症。现在有些病，特别是急症，临床上看到的越来越少了，这和西医治疗急重病的方法迅速发展有关系，但我在临床上什么病都看，上面讲的这些病临床上都见过。

3. 鉴别。钩藤之味薄，质甚轻，其色紫，独入肝家，长于清肝热，平息肝风，小儿稚阴稚阳之体，用之最为适宜，但宜于惊风初起而病轻者，抽搐重则非蝎尾、蜈蚣莫属，还是蝎尾、蜈蚣效果好。

【备考】钩藤入药时需后下，沸即可，开了就行，久煎则减效。这点大家要注意，中药房对这方面很注意，不管处方写不写后下，都会单包，这方面是非常好的，希望大家要掌握为什么要少煎。

【用量】10 ～ 15g。

# 镇痉息风药

**张炳厚**
2018-12-05

各位学子，张氏医门零金碎玉微信小课堂第73讲。

**石决明：平肝潜阳，清热明目。**

【性味、归经】咸，寒。归肝经。

【应用与鉴别】

1. 用于头晕、目眩。石决明具有平肝潜阳之功，对肝肾阴虚，肝阳上亢所导致的眩晕，须与养阴平肝药同用，如白芍、生地黄等。如《医醇賸义》的滋生清阳汤，即生地黄、白芍、陈皮、麦冬、石斛、天麻、菊花、生石决明、柴胡、桑叶、薄荷、灵磁石等，水煎服，原书所载主治肝风，头目眩晕，肢节摇动，如登云雾，如坐舟中。方中生地黄、麦冬滋阴生津，配牡丹皮清热凉血；白芍养血敛阴，平抑肝阳，柔肝止痛；生石决明、灵磁石镇肝息风，清热潜阳；天麻息风止痉，平抑肝阳，息风通络；菊花、桑叶疏风清热；柴胡、薄荷疏理肝气，以解郁热；薄荷辛凉，质轻，又能引药上行，清利头目；柴胡醋炒引药入肝，又为引经药，诸药配伍，滋阴寓于潜阳，标本兼治，相得益彰。我深研方义，扩大了滋生清阳汤的临床应用，治疗多种病证，如降压青阳汤类方，上方去桑叶、薄荷、柴胡，加钩藤、草决明、半夏，除治疗眩晕效果增加外，特别对肝阳上亢的高血压的头晕、头胀、头痛，有显效。朱丹溪说“无痰不作眩”，我加了钩藤、半夏配天麻，取半夏白术天麻汤之义，因主症为血压升高，故加草决明，草决明现代药物研究证实其能降血脂。上方是降压清阳丸类方，功效是滋阴潜阳，化痰息风，主治肝风眩晕，头胀头痛，腰酸腿软，口干耳鸣，妇人月经量少，本方治疗上证无论血压高与否，都效如桴鼓。我在临床凡遇到抽搐摇动的多种病证，我首先考虑的是滋生清阳汤，在辨证相符的基础上有显著的疗效。石决明在上方中起到镇肝潜阳清热的作用，是方中主药之一，如属肝阳上亢有热象者，则宜与清热平肝之品同用，如夏枯草。

2. 用于中风入脏腑之闭证。闭证的治疗，宜先开窍，再平肝潜阳，息风豁痰，阳闭先用至宝丹以辛凉开窍，再用《医醇賸义》之羚羊角汤加减治疗，羚羊角汤有清肝降火、滋阴潜阳的作用，方剂组成为羚羊角、龟甲、生地黄、牡丹皮、白芍、柴胡、薄荷、蝉蜕、菊花、夏枯草、生石决明。方中石决明、羚羊角为清肝息风之主药，使火降风息，则气血不致上逆，神志得以渐苏，或加牛膝、益母草以引血下行；如痰多可加天竺黄、胆南星、川贝母、石菖蒲等，以助开窍化痰之功。这个滋生青阳汤我在临床经常用，每半天所诊治的三四十人之中不少于 10 个。临床治疗中风闭证，先用至宝丹或安宫牛黄丸开窍，然后再用羚羊角汤加减治疗，也就是平肝降火、平肝潜阳为主，这条路是 1965 年跟刘渡舟老师学的，主要是学《医宗金鉴》,《医宗金鉴》第一章讲的就是中风，刘渡舟老师这方面学得特别深透。

3. 用于目赤肿痛、翳膜遮睛、视物昏糊等症。石决明为清肝明目的要药，治肝火上炎，目赤疼痛，可与草决明、菊花等药配伍，治火热目疾，翳膜遮睛，可与密蒙花、谷精草等配伍。至于肝虚血少，久有目昏等症，常与菟丝子、熟地黄等滋补肾阴药同用，如石决明丸。

4.《杂病源流犀烛·身形门》之石决明汤，即生石决明、白僵蚕、防风、穿山甲、连翘、羌活、乳香、甘草、忍冬藤、黄连、当归尾、大黄、天花粉，酒水煎，空腹时服，主治颈项坚肿木硬、口燥舌干、恶心烦渴、便秘，我用此方治疗酒家颈项疮肿，效果非常好。

5.《医学衷中参西录》中记载："石决明，味微咸，性微凉，为凉肝镇肝之要药。肝开窍于目，是以其性善明目。研细水飞作敷药，能除目外障；作丸散内服，能消目内障。为其能凉肝，兼能镇肝，故善治脑中充血作疼作眩晕，因此证多系肝气肝火挟血上冲也。"

6. 鉴别。①凡介壳之物，皆能下降潜阳，龙骨、牡蛎之潜阳，偏于肾阳外越，阴寒太盛，把阳气逼到外面来了。石决明潜阳偏于肝阳上扰。②本品生用下降力强，清肝火力大；煅用则潜阳力缓，清火之能亦较弱。

【用量】15 ～ 30g。

**天麻：息风镇痉，止头晕痛。**

【性味、归经】咸，平。归肝经。

【应用与鉴别】

1. 用于痉挛瘛疭证。常与其他止痉药同用，如《证治准绳》之天麻饮治风搐，天麻与川乌配伍。又如《小儿药证直诀》之钩藤饮治急惊风，《小儿药证直诀》醒脾散治惊风，都必加用天麻。

2. 用于肢体麻木，手足不遂。如张洁古之天麻丸，即天麻、杜仲、牛膝、羌活、当归等药配伍而成。

3. 用于肝虚头痛及眩晕。如《普济方》之天麻丸，是天麻配以川芎，如由风痰所引起的头痛、眩晕，可与半夏、白术、茯苓等化痰健脾药同用；如肝阳上亢，可配养阴平肝药同用，如滋生青阳汤或降压青阳汤类方（见石决明篇）。

4.《卫生宝鉴》之天麻散，即天麻、半夏、甘草、白术、茯苓成方，共研细末，用姜枣汤调下，主治中风涎盛，半身不遂，语言謇涩，不省人事，小儿急惊风。我临床治疗喑痱，其中治疗语言謇涩，就是舌喑不语。我治疗语言謇涩，就是说话说不清楚，甚则说不出来。我一般常用三个方子，第一个是《医学心悟》的解语丹，又叫神仙解语丹，适用于风痰阻于廉泉的实证，祛风豁痰，宣通窍络。第二个是天麻散，治疗痰湿内阻的喑痱。第三个是《宣明论方》的地黄饮子，虚证属于肾虚，精气不能上乘，宜壮水之主，可选用之。

5.《用药法象》曰：“其用有四：疗大人风热头痛；小儿风痫惊悸；诸风麻痹不仁；风热语言不遂。”

6. 鉴别。天麻之味本辛，其性平微温，非羌活、防风辛温之药可比，天麻既不偏于发散，又不偏于滋补，内虚之风可用，外袭之风亦可用，可随佐使而立功。

7. 备注：天麻茎独抽如箭而色淡红，故又名赤箭，天麻又叫作赤箭。

【用量】3 ～ 9g。研末吞服，每次 1 ～ 1.5g。

张炳厚
2019-02-20

各位学子，张氏医门零金碎玉微信小课堂第 74 讲。

**白蒺藜：理肝气，散肝郁，祛风明目，治乳痈。**

【性味、归经】苦、辛，平。归肝经。

【应用与鉴别】

1. 用于治疗肝气郁结，胸胁脘痛。因白蒺藜辛能平散，入肝经，开郁散结故也。我临证治疗肝气郁结，胸胁脘胀时，不论寒热虚实，在辨证选方中均可加入白蒺藜，效果明显增加。如《景岳全书》解肝煎，即陈苓夏朴苏芍砂，在这里头我必加入白蒺藜。请大家注意，《景岳全书》解肝煎治疗肝气郁结之胸胁胀痛，效果非常好，请大家临床验证。我临证运用解肝煎治疗肝胁、胃脘胀痛，从师于我者，都能掌握这个方子，都取得了满意的效果。

2. 用于乳痈。我选用《妇人大全良方》之神效瓜蒌散，即瓜蒌、当归、甘草、乳香、没药成方。本方治疗乳痈、乳腺增生，但需随证加味，效果很好，如果加上白蒺藜，效果会更上一层楼。

3. 用于皮疹、瘙痒。因白蒺藜入肝经，散结，故能治皮疹瘙痒，我临床常在五皮五藤饮中加入白蒺藜，发现效果倍增。

4. 用于治疗目赤多泪。临床常用《张氏医通》之白蒺藜散，即白蒺藜、菊花、蔓荆子、草河车、炙甘草、连翘成方，研末为散，清水煎，去滓热服。

5. 以上各证均可用《张氏医通》的白蒺藜散治疗，均有显效。

6. 鉴别。白蒺藜色白而有刺，善行善破，对于由肝郁、肝气所引起的胸胁上部不舒或疼痛，用之最宜。潼蒺藜，即沙苑子，色紫而无刺，长于补肾滋阴，对于由肾亏阴虚所导致的腰膝下部疼痛或酸软，用之合拍。

【备考】白蒺藜性虽温而不燥，常利用其疏散之功能以治上焦风热诸病。

【用量】6 ～ 10g。

**地龙（蚯蚓）：清热止痉，活络利尿。**

【性味、归经】咸，寒。归肝、脾、膀胱经。

【应用与鉴别】

1. 用于壮热惊痫、抽搐等症。本品息风止痉，又善清热。可单用或入复方应用。如《本草拾遗》记载治疗热狂癫痫，即用本品盐化为水饮用。现治壮热，惊痫抽搐之证，多与清热息风药，如钩藤、白僵蚕、七叶一枝花等配用。近年来也有用鲜蚯蚓洗净，加白糖水服，治疗精神分裂症而属于热狂证者。

2. 用于痰鸣喘息。蚯蚓可扩张支气管，而有良好的平喘作用，对于支气管哮喘以肺热型最为适宜，可研末单用，也可以配麻黄、杏仁、石膏等应用。

3. 用于热痹之关节红肿热痛、屈伸不利等症。本品性寒清热，又有通利经络的功效。常与桑枝、忍冬藤、络石藤、赤芍等配伍。若治寒湿痹痛、肢体屈伸不利等症，可与川乌、草乌、天南星等同用，如小活络丹（《太平惠民和剂局方》）。小活络丹与大活络丹功用相仿，唯小活络丹适用于体气壮实之证，如邪实证虚者，当用大活络丹，标本兼顾。据临床我的临床经验，大活络丹治疗上肢痹证特别好。

4. 用于热结膀胱、小便不利或尿闭不通等症。本品有清热利尿之功，可单用，或配合其他利尿药同用。如《斗门方》治疗小便不通，以本品捣烂，浸水，滤取浓汁，饮服。若治热结膀胱，小便不利，可配车前子、木通等。因为蚯蚓能治疗热结膀胱，小便不利，或尿闭不通等症，根据这些症状，我还参考一些文献，所以我把蚯蚓作为肾的引经药。大家都知道肾与膀胱相表里，二者密切合作，共同维持体内水液代谢。肾与膀胱在病理上的相互影响，主要表现在水液代谢和膀胱的贮尿和排尿功能失调方面。

5.《本草纲目》载："性寒而下行，性寒故能解诸热疾，下行故能利小便，治足疾而通经络也。"

6. 鉴别。凡一切病在经络或小便不通等症，皆可引用蚯蚓为向导，据此我把它作为肾病引经药。其止惊风之力量，比全蝎、蜈蚣效力低，但性平和，活蚯蚓的力量更大。

对于镇惊息风药我再讲一个全蝎和蜈蚣就算完了，再做几个总结，因为上边讲的虫蚁药都是息风治内风的，但是外风也可以用。我讲完一小节，我就把虫蚁药做一个简要的讲解，因为大家都知道我爱用虫蚁药，它主治什么，共同的功能是什么，我可能单做一章，现在还没定。

# 镇肝息风药

张炳厚
2019-03-06

各位学子，张氏医门零金碎玉微信小课堂第75讲。

**全蝎：息风解痉，解疮肿毒。**

【性味、归经】苦，平。有毒。归肝经。

【应用与鉴别】

1. 用于息风解痉。本品为治厥阴风痰之要药，功能是息风镇惊。用于急慢惊风、破伤风、痉挛抽搐、角弓反张等症。如《全幼心鉴》中治小儿脐风惊搐，即单用本品研服。治急慢性及中风口眼㖞斜者，应给予不同的配伍，如《杨氏家藏方》之牵正散，即白附子、白僵蚕、全蝎成方，共为细末，每服一钱，热酒调服。牵正散祛风化痰，主治中风口眼㖞斜，方中白附子辛散，善治头面之风，白僵蚕化痰，能祛络中之风，全蝎又为定风止掣之要药，三者合用，力专效著，并用热酒调服，更能引药入络，直达病所。

足阳明之脉，夹口环唇。足太阳之脉起于目内侧，阳明内蓄痰浊，太阳外中于风，风痰阻滞头面经络，经隧不利，则为口眼㖞斜、口目瞤动等症。本方祛风化痰，直达病所，极为得力。故凡风痰阻于太阳、阳明经络而见症如上者，可以应用。

2.解疮肿毒。本品用于疮疡肿毒，有以毒攻毒之效，如《袖珍方》治疗痔疮发痒，用全蝎烧烟熏患部，效果很好。《澹寮方》治诸疮毒肿，用麻油煎全蝎、栀子，加黄蜡为膏，敷于患处，效果特别明显。以前大家知道全蝎息风解痉，很少人知道它解疮肿毒。

3.《本草衍义》曰："大人小儿通用，治小儿惊风，不可阙也。"

4.《本草会编》曰："破伤风宜以全蝎、防风为主。"

5.鉴别。钩藤、白僵蚕性最平和，药力轻，用于抽风之轻症；全蝎性平，药力亦薄，用于较重之抽搐；蜈蚣性猛，药力大，用于重症之抽搐。对于最重的病证全蝎、蜈蚣可以同时使用，会增加效果。

【用量】2～5g。研末吞服，每次0.6～1g。外用适量。

**蜈蚣：止痉挛，解疮毒，蛇毒。**

【性味、归经】咸，温。有毒。归肝经。

【应用与鉴别】

1.用于祛风解痉，通经络止痛。治疗急慢惊风、破伤风。蜈蚣功用息风止痉，与全蝎相似，故两药往往相须为用，如《方剂学》里的止痉散，全蝎、蜈蚣各等份，每服二三分，开水送下。再有《证治准绳》之撮风散，即蜈蚣、白僵蚕、朱砂、钩藤、麝香等药成方，治疗小儿口撮、手足抽搐。

2.用于治疮疡肿毒、瘰疬溃烂等症。本品解毒功效甚为显著。《海上方》以本品和盐浸油，取油擦小儿的秃疮；或以茶叶末同敷瘰疬溃烂（《枕中方》）。再如《拔萃方》之不二散敷疗恶疮疮毒，以本品同雄黄、猪胆汁配伍。此外，本方还能治蛇咬伤。

3. 用于顽固性的头疼、抽掣疼痛、风湿痹痛等症。蜈蚣有良好的通络止痛之功，多与全蝎配伍，或与天麻、白僵蚕、川芎配伍，治疗头痛、痹证甚效。我在论及中医治疗头疼讲稿的小节中这样写道，“蜈蚣和全蝎在此必加，二者同用效果更捷。虫蚁药善能通经窜络，剐剔瘀垢。我治头疼反复验证得出，方中有无蜈蚣、全蝎，功能竟能增损各半，一药之差，效果判然”。

蜈蚣用于痹证头疼，各位学子都经常用，这里就不多讲。

4.《神农本草经》曰：“啖诸蛇虫鱼毒”。

5. 鉴别。全蝎不能治之风，用蜈蚣往往有效。然有宣与不宣者，息风以撮口为烈，此时便用蜈蚣；至于寻常的抽搐，用全蝎即可。“蜈蚣性猛悍，能令血液化燥”，故蜈蚣不得已才能用之，中病即止，不能持续使用。

【用量】1～3g。研末吞服，每次 0.6～1g。外用适量。

【安神定志药和镇惊息风药结语】

下面我讲安神定志药和镇肝息风药这两类药的结语，新入门的徒弟要注意，每讲一章以后，我都有结语，特别重要，就是每个药最主要的治疗点是什么，跟别的药有什么区别，希望大家认真听，反复地学。

本章所介绍药物有安神定志药和镇惊息风药两类。

安神定志药中，最常用者为酸枣仁、远志、茯神、朱砂，按作用性质而论，酸枣仁、柏子仁、朱砂均能补心血，安神，治虚烦不眠。酸枣仁兼治虚汗烦渴，因恐引邪入内，故朱砂应用不宜过早，临床必须待邪入营分后才能使用。远志治心肾不交之失眠。茯神治胃不和之失眠及忧虑所致的惊悸。琥珀治心躁不安之失眠。珍珠母治心火上炎，心肝亏损之虚烦不眠。磁石纳肾气，平冲气，治虚火上炎之耳聋、耳鸣，能平喘解痉，但因重镇药能伤气，故不宜久服。

镇惊息风药主要用于惊风抽搐、㖞斜不遂等症，其中白僵蚕、钩藤用于轻度抽风或将要发生抽风之际。全蝎治疗抽风之较重者，蜈蚣治疗重症抽风。全蝎、蜈蚣均有毒，无邪实者禁用，孕妇亦禁用。羚羊角与蚯蚓用于高热引起的抽风；石决明潜肝阳，息肝风，并治骨蒸痨热，且能明目。天麻能息风定痛，治疗内伤头痛。希望大家把这个结语能看上两三遍，在安神定志药和镇惊息风药中所介绍的虫蚁药，如白僵蚕、全蝎、蜈蚣、羚羊角、蚯蚓，它们主要是治内风的，外风叫祛风，内风叫息风，这些药也可通过配伍治外风。

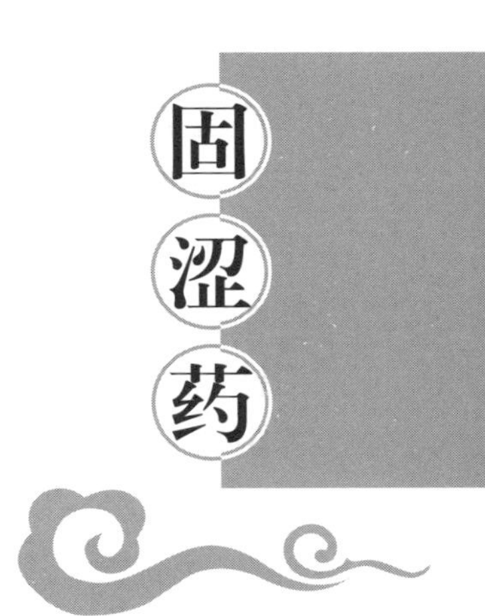
固涩药

张炳厚

2019-03-13

各位学子，张氏医门零金碎玉微信小课堂第 76 讲。

凡具有固脱涩功能的药物名固涩药。通常由于久病体弱，或攻伐太过而引起二便失禁、便血、脱肛、自汗、盗汗、遗精、崩漏、久咳虚喘等症，均可选用固涩药。固涩药可分两类，一类是敛汗涩精药，一类是涩肠止泻药。由于两类药都有固涩作用，故二者不能截然分开，如龙骨、牡蛎既可涩精，又可涩肠止泻。本类药物虽可单独使用以治标或急救，但临床多视不同情况而配合补气助阳或补血养阴等补养药，以达到标本兼顾的目的。

# 敛汗涩精药

**龙骨：平肝潜阳，收敛固涩。**

【性味、归经】甘，涩，微寒。归心、肝经。

【应用与鉴别】

1. 用于平肝潜阳。主治阴虚肝旺，虚阳浮越所引起的失眠、潮热、盗汗、头晕、目眩等症。龙骨功能为平阳益阴，潜敛浮阳，常与牡蛎同用。如《小品方》之二加龙骨牡蛎汤，即配白芍、白薇、甘草、生姜、大枣、附子，治虚阳浮越之发热汗出等病证。

2. 用于镇惊安神。临证多用龙齿镇惊安神，殊不知龙骨也可镇惊安神，治疗惊悸、癫痫、发狂以及心神不宁、健忘、失眠等症。如《伤寒论》救逆汤，即龙骨、牡蛎配桂枝、甘草、生姜、蜀漆治疗亡阳发狂。

3. 用于收敛固涩。治疗遗精、崩漏、自汗、泄泻、带下等症。如《医学衷中参西录》的清带汤，以龙骨配牡蛎、海螵蛸、山药、茜草、黄芪、白芍、生地黄，治疗带下赤白，或月经过多，或过期不止等症。上证在临证中每每多见，请诸学子临证时多观察研究，我临证用此方特别是治疗月经过多时，多配独参汤，即用红人参 50g 或生晒参 50g，另煎。凡虚者加独参汤，特别是治月经过期不止时，临床效果非常好，跟我随诊者都有见证。独参汤的服法，是合辨证以后选用的方剂，比如清带汤合独参汤，隔日服，就是一天服清带汤，一天服独参汤，效果很好。

4.《神巧万全方》有龙骨丸，即龙骨、黄连、白石脂、明矾、干姜、木香，捣罗为末，醋煮面糊为丸，如麻子大，稀粥送下，每日三四次，治疗小儿寒热不调，洞泄下利。什么叫洞泄，《圣济总录》卷七十四曰“洞泄谓食已即泄”，症见心腹痛、大肠切痛、肠鸣、食不化、手足厥冷等。儿科名老中医周幕新讲过，他临床常用此方，凡有寒热往来，加有泄泻者，都可以用，也就是说小柴胡汤的症状再有泄泻者，多用此方，临床效果非常好。

5.《本草纲目》曰：“收湿气脱肛，生肌敛疮。”

6. 鉴别。①龙骨生用治多汗虚喘，惊狂失眠；煅用治遗精、崩、带、泻、痢，外用收敛疮口生肌。②龙骨功用与牡蛎相同，然牡蛎咸涩入肾，有软坚、化痰、清热之功。龙骨甘涩入肝，有收敛止脱、镇静安魂之妙。

【用量】15 ～ 30g。外用适量。

**龙齿：定心神，定肝魄。**

【性味、归经】涩，凉。归心、肝经。

【应用与鉴别】

1. 用于镇惊安神。治疗惊怔不眠、惊狂诸证。如《证治准绳》龙齿丸，即龙齿、茯神、朱砂、人参、当归、天麻、槟榔、防风、干地黄、犀角、远志、麝香共研细末，炼蜜为丸，不拘时，薄荷汤送下，治疗妇人血气上攻、精神恍惚、惊悸、睡眠不安。

2. 鉴别。①龙骨与龙齿均为骨脊椎动物之骨骼和牙齿的化石，功用长于镇静，但龙骨兼有止汗涩精之能，龙齿有安定神魄之妙。

【备考】龙骨在临床用时比龙齿多，而且效果好。

【用量】15 ～ 30g。外用适量。

**牡蛎：益阴潜阳，软坚散结。**

【性味、归经】咸，微寒。归肝、肾经。

【应用与鉴别】

1. 用于潜阳固涩。主治阳气浮越、盗汗、潮热、惊悸及阳亢烦躁、头晕、头痛等症。《医学衷中参西录》的镇肝熄风汤，即怀牛膝、生赭石、生龙骨、生牡蛎、生龟甲、生杭芍、玄参、天冬、川楝子、麦芽、茵陈、甘草成方，治疗肝风眩晕或头痛、耳鸣，如《三因极一病证方论》，用龙骨配牡蛎、黄芪、麻黄根、浮小麦，治自汗、盗汗。验方固精汤，牡蛎配伍金樱子、龙骨、沙苑子、芡实、莲须、莲子肉，可治疗遗精滑泄。我自拟方金樱子丸，即金樱子、炒芡实、桑螵蛸、建莲须、建莲肉、莲子心、沙苑子成方，与验方固精汤不谋而合，主治也相似，除治疗上述病证外，还能治早泄、阳虚肾炎，对降低蛋白尿、减轻肾小球高滤过有一定效果。

2. 用于固表敛汗。治疗诸虚不足、体常自汗、夜卧尤甚、心悸怔忡、短气烦倦。如《太平惠民和剂局方》的牡蛎散，即牡蛎、浮小麦、黄芪、麻黄根成方，方用牡蛎敛阴止汗，佐以浮小麦、麻黄根则止汗之功更强，黄芪益气实表，协同诸药以固腠理，合用具有益气固表、敛阴止汗之功。

我临床治疗阴虚盗汗，用当归六黄汤加减，效果很好，本方治疗自汗效果一般。治疗自汗，我除了在补阴的基础上重用黄芪、白术、防风，即玉屏风散以外，也会选用李东垣的清暑益气汤，但效果一般。汗有自汗、盗汗之分，如不分寤寐，不因劳动与否，自然出汗，谓之自汗。睡则出汗，醒则汗止，谓之盗汗。汗为心之液，阳为阴卫，营卫不和，卫阳不固，腠理开阖不利，则津液外泄而自汗；虚火盛，阴液不能敛藏，则阴液外泄而盗汗。本方证既是卫气不固，又复心阳不潜，阴不内守，故体常自汗，夜卧尤甚。至于心悸惊惕，心烦体倦，系汗出过多，耗损心气所致。本方益气固表，敛阴止汗，同时并进，则自汗可止，今后我将试用本方。

3. 用于软坚散结。长于治消散瘰疬，如程钟龄《医学心悟》之消瘰丸，即牡蛎、玄参、贝母，治疗瘰疬瘿气。陈修园以小柴胡汤加牡蛎及青皮，治肝经火郁气滞，胁下坚满或作痛，我临证得出经验，用柴胡加龙骨牡蛎汤，辨证应用可通治妇女更年期综合征。

4.《汤液本草》载："牡蛎，入足少阴，咸为软坚之剂，以柴胡引之，故能去胁下之硬；以茶引之，能消结核；以大黄引之，能除股间肿；以地黄为之使，能益精收涩，止小便。本肾经之药也。"我因为它能除腹股沟的肿，所以治腹股沟肿我往往加牡蛎作引经药。

5. 鉴别。①本品咸寒重涩，味咸能软坚，气寒能除热，质重能潜阳，性涩能收敛，又多与龙骨同用。龙骨益阴之中，能唤起陷没的清阳。牡蛎益阴之中能伐敛狂飙之浮阳，故多治骨蒸劳热、滑泻诸证。②生用偏于软坚，煅用偏于固涩。生用治骨蒸、劳热、多汗、瘰疬肿硬，煅用能治遗精、带下、崩中，又能固下焦止便泻等。

【备考】本品以龙骨、麻黄根等分为粉，扑身止虚汗。

【用量】15 ～ 30g。

# 敛汗固精药

**张炳厚**
2019-04-24

各位学子，张氏医门零金碎玉微信小课堂第 77 讲。

今天我们讲金樱子、浮小麦、麻黄根。第一个讲金樱子。

**金樱子：涩精，固肠，止带，缩尿。**

【性味、归经】甘、涩，平。归肾、膀胱、大肠经。

【应用与鉴别】

1. 用于涩精。金樱子酸涩收敛，功专固涩，故能治疗遗精、滑精、遗尿、尿频、白带过多等气虚下焦不固所引起的症状。如《明医指掌》之金樱子膏，即单用金樱子熬膏服，可治疗遗精、滑精、尿频等症。《证治准绳》之水陆二仙丹，即芡实、金樱子为丸服，治疗遗精、白浊、小便频数、妇女带下。《景岳全书》之秘元煎以金樱子配伍远志、山药、芡实、酸枣仁、茯苓、白术、甘草、人参、五味子等，治疗肾虚滑精，脾虚泄泻。

2. 用于涩肠止泻。金樱子有涩肠止泻之功，故能治疗久泻久痢，可单味药熬服，亦可配伍益气健脾之药，如党参、白术、山药等同用。再如《寿亲养老新书》即单味药金樱子熬服治疗脾虚下泻。再如《泉州本草》以之配伍党参煎服，治久虚泄泻、下痢。此外，还可用于脱肛、子宫下垂、崩漏，也取其收涩作用。我临证常将金樱子加入参苓白术散、四神丸等中使用，临床发现能够提高疗效。

3. 我自拟方金樱子汤，即金樱子、芡实、沙苑子、桑螵蛸、莲子肉、莲须、莲子心成方，一是用于肾虚无火之遗精，二是治疗肾气虚遗尿、尿频、尿涩，三是用于缩尿、止带、止崩，四是治疗肾虚之白灼早泄，五是消肾气虚所引起的蛋白尿。这是我总结的自拟方的五方面功效。

4. 金樱子单用或加入相关方剂中，可治疗脱肛。

5.《本草备要》载其“酸涩，入脾肺肾三经，固精秘气，治梦泻遗精，泄痢便数”。

6.《本草求真》曰：“生者酸涩，熟者甘涩，用当用其将熟之际，得微酸甘涩之妙，取其涩可止脱，甘可补中，酸可收阴，故能善理梦遗崩带遗尿。”

7. 鉴别。诃子酸涩兼苦，金樱子酸涩兼甘。金樱子酸味不及诃子，诃子甘味不及金樱子显著。前者偏于固后阴而止便泻，后者偏于固前阴而止遗精。②本品生者酸涩，熟者甘涩。其将熟者，刚要熟的时候，有酸而兼甘涩之妙。

【用量】6 ～ 18g。

**浮小麦：敛涩止汗，退骨蒸劳热。**

【性味、归经】甘、凉。归心经。

【应用与鉴别】

1. 用于涩酸止汗。如《卫生宝鉴》载其治虚汗、盗汗，将浮小麦用文武火炒令焦，为细末，或煎汤代茶饮即可，有很好的止汗作用。再如《证治准绳》之浮麦散，即浮小麦单味水煎服，治疗脾虚自汗。浮小麦也可与其他药配伍应用，如《傅青主女科》之产后篇有麻黄根汤，以浮小麦配伍麻黄根、牡蛎、黄芪、当归、桂枝、人参、白术、甘草等药，治疗产后虚汗不止。

2. 用于治疗自汗、盗汗兼见者。以当归六黄汤治疗盗汗，这个效果是肯定的。加浮小麦、煅牡蛎，重用黄芪，治疗自汗，配伍相得益彰。以前我用其治疗阴虚的盗汗效果好，治疗白天的自汗效果一般，后来我就加用煅牡蛎 30g，浮小麦 15g，重用黄芪 30g，治疗自汗效果非常好。我治疗自汗、盗汗，特别是自汗方面，用当归六黄汤，加麻黄根、浮小麦、煅牡蛎各 1 两，重用黄芪 1 两以上，现在给我抄方子的人可能会发现，这也就是近半年才这么用的，特别是用煅牡蛎 1 两后，治疗效果明显提高。

3. 用于治疗骨蒸劳热。浮小麦有益气、除热、止汗的作用，故可用于退骨蒸劳热。临床多配伍生地黄、麦冬、地骨皮等养阴清热药同用。

4.《本草纲目》载："益气除热，止自汗盗汗，骨蒸虚热，妇人劳热。"

5.《本经逢原》载："浮麦，能敛盗汗，取其散皮腠之热也。"

【用量】9 ～ 30g。

**麻黄根：止汗，治自汗、盗汗。**

【性味、归经】甘、平。归心、肺经。

【应用与鉴别】

1. 用于止汗。适用于自汗、盗汗。但需随具体证候作出不同的配伍，如《太平惠民和剂局方》治诸自汗，用麻黄根配伍黄芪、浮小麦、牡蛎为散内服。又如《本草纲目》以麻黄根配黄芪、当归煎服，治疗产后虚汗，有明显效果。

2.《本草纲目》载“麻黄发汗之气，驶不能御，而根节止汗”，效果很好。自汗可见于风温、伤寒、风湿、气虚、血虚、脾虚、阴虚、胃热、痰湿、中暑、亡阳、柔痉，诸证都可以随意加减用之。好多病证都有自汗，临证要想提高疗效，还得加以精细辨证。

3. 鉴别。麻黄味辛性温，能发越人体阳气，专于发汗。麻黄根味甘性辛，重坠下降，专以止汗，麻黄节也有止汗作用，多外用，为粉涂之。麻黄根用时一定写清楚，若麻黄改成了麻黄根，功效就完全不一样了，就像我临证用炒酸枣仁和生酸枣仁的时候，每次都嘱咐随诊的大夫要写清楚，不能错，炒酸枣仁是治失眠的，生酸枣仁是治嗜睡或睡眠多的。今天的课就讲到此，谢谢大家。

【用量】3 ～ 9g。

# 涩肠止泻药

**张炳厚**
2019-05-12

各位学子，张氏医门零金碎玉微信小课堂第 78 讲。

**诃子：涩肠止泻，敛肺下气。主治久泻久痢，脱肛，久咳，喘息，脱肛。诃子又称为诃子肉、诃黎勒。**

【性味、归经】甘、酸、涩、平。归肺、大肠经。

【应用与鉴别】

1. 用于久泻久痢、脱肛。诃子肉能涩肠止泻，苦能泄气又有下气消胀之功，对于痢疾、泄泻、便血脱肛者，应用诃子肉确有明显效果。轻证可单用诃子肉一味，重证者可与其他药酌情配伍。如《保命集》之诃子散，即诃子肉、黄连、木香、甘草，治疗痢疾腹痛有热者。再如《兰室秘藏》之诃子皮散，即诃子肉、罂粟壳、干姜、橘皮等成方，治疗寒泄、久泻或脱肛等症，涩肠止泻，用煨熟。

2. 用于肺虚咳喘或久咳失音。取诃子肉有敛肺下气之功。如《古今医鉴》之诃子清音汤，即诃子、桔梗、甘草成方，治疗失音不语。再如《济生方》之诃子饮，即诃子、杏仁、白通草、煨姜，治疗久咳语声不出有显效。

3. 藏青果是诃子未成熟的果实，可治疗咽喉肿痛，声音嘶哑。

4.《药品化义》载："诃子味苦而带酸涩，能降能收，兼得其善，盖金空则鸣，肺气为火邪郁遏，以致吼喘咳嗽，或致声哑，用此降火敛肺，则肺窍无壅塞，声音清亮矣。取其涩可去脱。若久泻久痢，则实邪去而元气脱，用此同健脾之药，固涩大肠，泻痢自止。"

5. 暴病之咳泻多实，久病之咳泻多虚，实由邪实，或痰留于肺或阻停于肠，治宜宣开肺气或导实滞。虚由正虚或肺气不敛，或肠气不固，治宜苦敛肺金，或酸涩大肠。前者用生诃子以敛肺，后者用煨诃子以固肠，对于虚证用之相宜。

【备考】咳痢初起，虽声音不响亮，或泻而大便脱肛，但因暴病多实，不宜早用。

【用量】3 ～ 9g。

**罂粟壳：敛肺涩肠，止痛固精。主治久咳久泻痢以及脱肛遗精，偏于虚者。或筋骨心肺诸痛，属邪实者最为适宜。**

【性味、归经】涩、平。有毒。归肺、肾、大肠经。

【应用与鉴别】

1. 用于肺虚久咳。罂粟壳能敛肺止咳，如《世医得效方》单用罂粟壳一味，蜜炙研末服，治久咳不止。再如《黄帝素问宣明论方》之小百劳散，即罂粟壳配伍乌梅，治疗虚劳喘咳自汗有奇效。

2. 用于久泻久痢。罂粟壳能涩肠止泻。《经验方》以罂粟壳、乌梅肉、大枣肉，水煎温服，能治水泻久不止。再如《普济本事方》之木香散用罂粟壳配伍木香、黄连、干姜治疗久痢或血痢。以上两方临证时若方轻病重，可辨证合入复方。若蜜制，可减缓作用，醋制可增加效果，

3. 用于筋骨诸痛。罂粟壳止痛效果颇为显著，可治筋骨及一切诸痛。可单用或配入复方中使用。我临证常用罂粟壳加入五皮五藤饮中，治疗带状疱疹遗留神经痛，或加入滋生青阳汤中治疗三叉神经痛，每每效果倍增。后因药房不能进罂粟壳，一度影响疗效。我通过对多种止痛药的特性进行研究后，选用三七粉配伍血竭面。血竭面用的时候必须用白布，纱布都不行。这两味药可代替罂粟壳。经长期临床观察，效果比用罂粟壳效果有增而无不逊。刚才讲到血竭面，血竭面这个药一见水就结成固体了，所以不适合冲服，冲服容易引起肚子痛，希望大家能够重视。就是入煎剂，也得用白棉布包，用纱布都不行，不能把它直接透入腹里去，否则会引起腹痛、泄泻。

4. 罂粟壳为罂粟果实之壳，止咳。其固涩力量很强，确有镇痛、镇咳和止泻的作用。

5.《滇南本草》载："收敛肺气，止咳嗽，止大肠下血，止日久泻痢赤白。"

6.《本草求真》载："功专敛肺涩肠固肾，凡久泻久痢，脱肛，久嗽气乏，并心腹筋骨诸痛者最宜。"

7. 罂粟壳止泻痢，固脱肠，治遗精久咳，敛肺涩肠，止心腹筋骨诸痛。罂粟壳味酸，主收敛，故初病不可用之。

泄泻日久则气散不固，肠滑肛脱，咳嗽诸病日久者则气散不收，肺胀痛剧，故均以此药涩而固之、收之、敛之。须知罂粟壳为中药之佳品，用之得当，效如桴鼓，如仙丹。

【用量】3 ～ 9g。

**张炳厚**
2019-06-12

各位学子，张氏医门零金碎玉微信小课堂第 79 讲。

**赤石脂：止血固下，涩肠。主治久病之下痢赤白，脱肛，女子崩中漏下，外用可涂敷蚀烂，生长肌肉。**

【性味、归经】甘、涩、温。归胃、大肠经。

【应用与鉴别】

1. 用于涩肠止泻。赤石脂质重酸涩收敛，所以有固下、涩肠、止泻的功效，用于治疗久泻不止，兼有出血的症状。如《伤寒论》之桃花汤，即赤石脂、干姜、粳米成方，桃花汤温中涩肠，主治下利腹痛，便脓血久不愈。本方为温涩固脱之剂，方中以赤石脂为君，固下焦之滑脱；干姜温中散寒为臣，粳米养胃和中为佐使。《伤寒论》载："少阴病，下利便脓血者，桃花汤主之。"下利便脓血一般属热证者多，此言少阴病下利便脓血乃是脾肾阳衰，下焦不能固摄所致，此时必有一派虚寒见症，如舌苔淡白，脉迟弱或缓细，神疲气弱，腹痛喜温，按之痛止，以及脓血暗淡、不鲜等症，采用桃花汤取其温涩固脱，如久泻滑脱者也可应用。再如桃花汤证兼有手足逆冷，脉沉微者，不仅土虚，命门亦衰，可参考《肘后备急方》之赤石脂汤，即赤石脂、干姜、附子，脐下痛加当归、赤芍。另有《伤寒论》之赤石脂禹余粮汤，即赤石脂、禹余粮各等份，水煎分温三服，治泄痢日久、滑脱不禁。又如《备急千金要方》之大桃花汤，即以桃花汤为基础，即赤石脂、干姜、粳米，加入人参、白术、甘草、附子、当归、芍药、龙骨、牡蛎等补气补血药，用于虚寒性泄泻等症。

2. 用于止血。赤石脂质重固下，除涩肠止泻外，又有止血之功。内服可止崩漏带下。如《太平圣惠方》之赤石脂散，以赤石脂为君药，配伍侧柏叶、乌贼骨，烧煅为末服，主治妇人崩下数年不瘥，甚有效果，如果月经带经期长，持续下血淋漓不断可以考虑应用此方。

3. 用于遗精滑泄，月经过多等症。还能研末外用，治疮疡久不愈合，能生肌收口。

4.《本草纲目》载："补心血，生肌肉，厚肠胃，除水湿，收脱肛。"

5. 鉴别。赤石脂含脂，其性最黏，其体重，其味涩，下后虚脱，非涩剂无以固之。罂粟壳体轻而涩，其功用入气分；赤石脂体重而涩，其功用直入血分。如肺气不敛，而下部滑泄者，宜用罂粟壳。由肠气不敛而下部便血者，宜用赤石脂。

【备考】凡泄痢初起及湿热之崩带，用止涩药非其所宜，而应用葛根芩连汤、白头翁汤、香连丸等，不适合用赤石脂。前一段时间，我看到咱们张氏医门的中国医学科学院肿瘤医院的主任冯利同志的一张方子，这张方子是治久痢下血的，他用的是乌梅丸加赤石脂。这方子我看了以后对我启发很大，因为在我上学的时候，刘渡舟老师曾经给我详细地讲解过这个方子，我也有笔记，但由于肠风脏毒这些病的重证在临床很不常见，所以我没有用过，看到冯利主任的这张方子，对我很有启发。在下一次讲乌梅的时候我再详细地讲，包括介绍刘渡舟的心得。另外，刘渡舟用乌梅丸治疗过很多肠风脏毒等，希望大家能在网上学习。

【用量】6 ～ 24g。散剂减半。

**禹余粮：重涩固下，泄热止血。主治久病之肠泻，久痢下血脱肛，女子赤白带下崩漏。**

【性味、归经】涩、平。归胃、大肠、肝经。

【应用与鉴别】

1. 用于重涩固下。禹余粮为质重收涩之品，作用与赤石脂相似，故可用于久泻久痢、崩漏带下诸证。如《伤寒论》之赤石脂禹余粮丸，详见赤石脂篇。

2. 用于止血、止泻。如《备急千金要方》以禹余粮为君药，配伍伏龙肝、乌贼骨、牡蛎、桂心等为末，酒下，治疗崩中漏下，崩就是月经量多，漏就是月经量少了，漏下不止，均取其止血、止泻的作用。

3.《本经逢原》载："重可以去怯。禹余粮之重为镇固之剂，手足阳明血分药。其味甘，故治咳逆寒热烦满之病。其性涩，故主赤白带下，前后诸病。仲景治伤寒下利不止，心下痞硬，利在下焦，赤石脂禹余粮丸主之，取重以镇痞逆，涩以固脱泄也。"

4. 鉴别。①赤石脂与禹余粮功效相同，均能固涩，治下利、下血等病。赤石脂微温，偏治阳虚之下血；禹余粮微寒，偏治阴虚之下利、下血。故张仲景的桃花汤，只用赤石脂不用禹余粮。如果利下不止（此利在下焦），赤石脂、禹余粮可同用，效果倍增。②禹余粮与赤石脂功用相同，而禹余粮之质重于赤石脂，赤石脂之温过于禹余粮，不可不辨。③禹余粮与仙遗粮不同，禹余粮主收涩固下窍，仙遗粮为土茯苓，主渗湿利下窍。我在临床治疗肾病时候，治疗尿酸高我必用土茯苓，如果肌酐也高就用土大黄。如果肌酐和尿酸都高的时候，我既用土茯苓还要用土大黄，以土大黄清下焦湿热、解毒，以土茯苓渗透通下窍。治疹子的时候也经常用土茯苓。今天的课就讲到此。

【用量】6 ～ 24g。散剂减半。

张炳厚
2019-06-26

各位学子，张氏医门零金碎玉微信小课堂第80讲。

**乌梅：涩肠敛肺，生津，杀虫，主治吐蛔，久泄久痢，下血，或咳嗽不止等。**

【性味、归经】酸、涩、平。归肝、脾、肺、大肠经。

【应用与鉴别】

1. 用于和胃安蛔。本品味酸，蛔得酸则伏，故有和胃安蛔之功。主治蛔虫为患所致的呕吐证。如《伤寒论》之乌梅丸，即黄连、黄柏、干姜、细辛、花椒、附子、桂枝、当归、人参成方。

2. 用于涩肠止泻。乌梅酸涩收敛，故有涩肠止泻之功。如《证治准绳》的固肠丸，即乌梅、肉豆蔻、诃子肉、罂粟壳、苍术、茯苓、木香、人参成方，治久利滑泄，久泻宜用乌梅炭。

乌梅丸温脏安蛔，主治腹痛时作，手足厥冷，烦闷呕吐，时发时止，得食则呕，常自吐蛔，亦治久泻久痢之寒热虚实错杂证。乌梅丸是治蛔厥的主方，蛔厥之证是肠寒胃热，蛔上行入膈而致。因蛔虫本寄生在肠内，喜温恶寒，如肠寒不利于蛔的生存，故移行入胃，胃热夹以虫扰，蛔从口出，时发时止。方中乌梅酸能制蛔，蜀椒、细辛辛能驱蛔，且治脏寒，黄连、黄柏苦能下蛔。蛔得酸则静，得辛则伏，得苦则下。乌梅丸不仅苦、辛、酸具备，以驱其蛔，且配伍姜、桂、附温脏驱寒以安蛔，人参、当归补养气血，以扶其正，寒热并用，正邪兼顾。对于蛔厥证属寒热错杂而正气虚者，乌梅丸用之极为合适。

至于本方所治之久利，也属于寒热错杂证，故也可以用乌梅丸。本方在《伤寒论》本为厥阴内寄相火，阴中有阳，每每厥热相兼，寒热错杂，同时肝胆之病常影响脾胃，所以症见消渴、蛔厥、呕吐、下利等症，诸多前贤常说厥阴病是寒热夹杂，土虚木克，所以乌梅丸一方是寒热并用，土木双调，为邪正兼顾之方。

半年前遇一个病人患久痢久泄便血，都是后血，血色鲜红，病人非常痛苦，我用通因通用法，用我的治痢群方、治痢小方汇，即以葛根芩连汤合芍药汤、白头翁汤、香连丸，治疗有效，比如一开始就是大便特别多，吃完饭腹泻也减轻了，但便血一直没有减少。后来我就联系咱们学子中国医学科学研究院肿瘤医院的冯利主任，跟他研究，他发过来一张方子，是乌梅丸加味，乌梅 10g，黄柏 10g，党参 10g，肉桂 10g，熟附片 6g，细辛 3g，黄连 6g，当归、蜀椒、干姜各 10g，赤石脂 20g，侧柏炭 20g，白头翁 10g，仙鹤草、仙茅、淫羊藿、地榆炭、败酱草各 10g。这方子我加了炙黄芪 30g，生黄芪 30g，炙黄芪补气生血，生黄芪长肉芽，修复创面，炒白术 30g，一直到现在，治疗效果非常好。患者精神、面色一天比一天好。食欲一天天地增加，想吃饭了，也有力气了，大便急也减轻了，便血有所减少，这方子还是有效的。冯利主任这张方子对我有很大启发，让我想起1965年毕业实习时刘渡舟老师对于乌梅丸治疗久泻久痢便血给我讲了好多东西，我对乌梅丸治疗久泻久痢便血做了长时间的大量研究，但由于见的病例少，后来各个大医院成立了肠道专门门诊，其他科轻易不会见到肠道病，后来这类病人越来越少了，我也不再用这方子。我前面讲《伤寒论》乌梅丸的病因病机和方解都是我那时候总结的。《伤寒论》乌梅丸治吐蛔是大家公认的，但治疗久泻久痢便血效果非常好，刘渡舟老师治疗过好多此类病人，大家可以上网查一查。

3. 用于敛肺止咳。如《医学正传》之九仙散，即人参、款冬花、桔梗、桑白皮、五味子、阿胶、知母、乌梅、罂粟壳成方，这方子我在精辨妙治痰咳喘的讲稿里讲过。功用是益气敛肺止咳，主治久咳不已，肺虚气弱，咳甚则气喘自汗，脉虚数。本方主治久咳不愈以致肺气耗散，肺阴亏损之证。久咳伤肺伤气，故用人参补气，阿胶补肺；喘则气耗，用五味子之酸收，以敛耗散之肺气。加乌梅、罂粟壳以敛肺止咳；款冬花、桑白皮、知母止咳平喘，兼以化痰；桔梗载药上行，共奏益气敛肺止咳之效。因乌梅在本方中主要起敛肺止咳之功，所以是本方主药之一。咳嗽经久不愈，阴亏气耗，喘咳自汗者，九仙散用之最为适宜，若痰涎壅盛，外有表证者，非其所宜，用之则闭门留寇。

4. 用于生津止渴。乌梅酸能生津，故有生津止渴之作用，适用于有虚热之消渴病，如《沈世尊生书》之玉泉散，以乌梅配伍天花粉、葛根、人参、麦冬、甘草、黄芪等药成方，能清热滋液而达到生津止渴的目的。

5. 用于腹痛疝气。如《证治准绳》之乌梅丸散，即乌梅、延胡索、甘草、乳香、没药、钩藤等药，共为细末，清水煎，空腹温服，主治婴儿腹痛、初生儿脐下冷痛、疝气等疾。

6. 用于清虚热止汗。乌梅酸涩收敛，故能止汗，如《卫生宝鉴》之秦艽鳖甲散（此方非指治疗温病后期，夜热早凉，热退无汗的《温病条辨》的秦艽鳖甲汤）。秦艽鳖甲散功用是滋阴养血，清热除蒸，主治骨蒸劳热、肌肉消瘦、唇红颊赤、困倦盗汗、咳嗽等症。本方是外感风邪，失治传里，变生内热，耗损气血，出现劳热骨蒸等症。方中鳖甲、知母滋阴清热，当归补血和血，秦艽、柴胡解肌退热，地骨皮、青蒿清热除蒸，乌梅酸涩敛汗止汗，共奏滋阴养血、清热除蒸之效。如汗多者，可加黄芪益气固表，咳嗽重者，适当加止咳药。

【备考】本品极酸，酸主收敛，入药功用就在味酸。肌肉得酸则收敛，故久嗽下血，擦牙关，平胬肉，皆可用之。虫积得酸则潜伏，故对蛔厥、疟疾以及休息痢都有很好的疗效；若与黄连、干姜同用，辛苦酸化合，杀虫之功愈大。

下面我还要评论评论冯利主任用的一张方子，希望大家认真讨论。冯利主任治蛔首选乌梅丸，我编的方歌是乌梅桂附辛不归，蜀柏连人姜吐蛔。看看他的药，他首先加的是赤石脂，乌梅丸里有干姜，再加上黍米，相当于是《伤寒论》的桃花汤。他选的止血药都是止后阴血的，就是肛门的，像仙鹤草这样的药都是能治几种肠风脏毒的药，加了补阳药仙茅、淫羊藿。我想起了在宣武医院实习时王文鼎、赵锡武常用这两味药，他们说这两味药治疗再生障碍性贫血，补阳力量虽然弱，但对于再障贫血病人不会重复伤血。冯主任选用之药好多是炭药，无疑是中医的炭药可以止血，关于药物炒炭止血的理论众说纷纭，一些药理研究显示中药的炭剂并不止血，文章我看过，对我还是有影响，虽然我是纯中医，我用炭药还是减少了。冯利主任这方子很有水平，他绝不是因为出血而用止血药，那样就闭门留寇了。

【用量】3 ～ 9g。

**张炳厚**

2019-06-26

各位学子，张氏医门零金碎玉微信小课堂第 81 讲。

**五倍子：敛肺止泻，止汗敛疮。主治肺虚咳嗽，久泻脱肛，虚汗出血，溃蚀疮癣。**

【性味、归经】酸、涩、寒。归肺、大肠、肾经。

【应用与鉴别】

1. 用于肺虚咳嗽。五倍子能敛肺降火，故可以用于肺虚久咳，常与五味子、罂粟壳同用，方小效精，临床极为实用。

2. 用于久泻久痢。五倍子能涩肠止泻，可单用，也可以与其他涩肠止泻药同用。如《本草纲目》方单用五味子半生半烧，为末制丸，治久痢不止，效果甚佳，张景岳的玉关丸即是五倍子、诃子、枯矾、五味子等同用，治久泻便血。

3. 用于遗精滑精。五倍子收敛有固精之效，如《杨氏家藏方》之玉锁丹，即五倍子、茯苓、龙骨成方治疗虚劳遗浊，遗就是遗精，浊就是白浊。

4. 用于自汗盗汗。五倍子能收敛止汗，如《本草纲目》单用五味子研磨，与荞麦面等分，做饼，煨熟食之，治盗汗。又方以五倍子单味研末，每晚临睡前，服 3 ～ 10g，用凉开水调敷脐窝，治自汗盗汗也有奇效，诸学子不妨一试。

5. 用于崩漏下血。五倍子有收敛止血功效，可以单味应用，也可以入复方应用，如上述玉关丸可治久泻便血，也能治妇女崩中带下。

6. 本品外用有解毒、消肿、收湿、敛疮、止血等功效，可治疮疖肿毒、湿疮流水、溃疡不敛、脱肛不收、子宫脱垂等。可单味研末外敷，或煎汤熏洗，也可配合枯矾同用。

7. 张洁古方五倍子散，即五倍子、地榆研为细末，空腹时米汤调下，治小儿脱肛。

8. 鉴别。五味子与五倍子均味酸，但五味子偏于止咳安神，五倍子偏于止汗止痢；五味子多内服，五倍子常外用以敛溃烂金疮。

【用量】外用适量。内服散剂一次 0.5 ～ 1.5g。

【固涩药结语】本章药物主要具有敛汗、涩精、固肠止泻等作用。敛汗作用方面，常用浮小麦、龙骨、牡蛎等。浮小麦为一般性之敛汗药。龙骨、牡蛎则偏于阳虚时使用，阴虚盗汗可用山萸肉。在涩精、安神、镇惊方面，煅牡蛎、煅龙骨均有疗效，且二者常共同使用。但牡蛎除收涩固脱外，以其咸寒兼可软坚破积，而龙骨在抑阴之中能潜狂飙之浮阳，牡蛎在益阴之中能摄下陷之沉阴。

此外诃子、赤石脂、禹余粮为涩肠止泻方面常用药，诃子常用于治疗一般性泄泻；泄泻无度则宜用赤石脂、禹余粮、石榴皮、乌梅。乌梅虽有固涩作用，但在临床上多用于杀虫。

本类药物必须用于虚证而无实邪者，否则病邪因固涩作用而停留体内，闭门留寇每易引起不良后果，但汗出太甚或泄泻太过，将有亡阳虚脱之势时，则不论有邪气与否，均应首先考虑使用本类药物，进行急救。

# 消导药

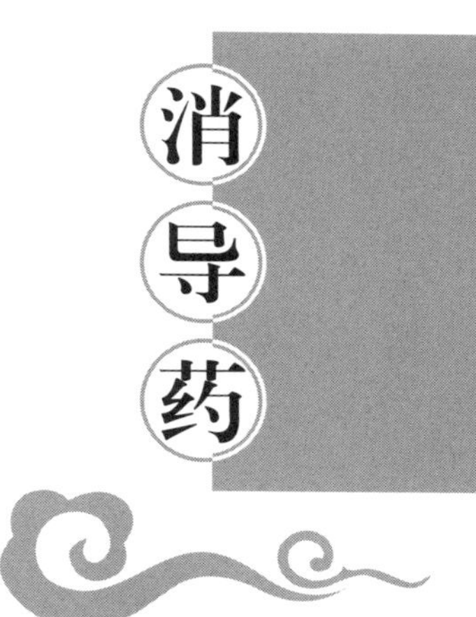

张炳厚
2019-10-23

各位学子，张氏医门零金碎玉微信小课堂第 82 讲。

凡能宣中导滞、消化腐熟的药物均称为消导药，饮食不消所致的胸脘胀闷、不思饮食、嗳气吞酸、恶心呕吐、大便时溏等症均可应用消导药。食积停滞如因脾胃失健所致，当以健脾调胃药为主，不能单纯依靠消导药而取效。若宿食停滞已经化热，又应配伍适当的苦寒轻下之品以泻热导滞。若因中焦积滞而产生气滞不运，可配伍适量的理气药以行气宽中，这是消导药在临床应用的一般配伍方法。

**麦芽：消食和胃，退乳积。**

【性味、归经】甘、平。归脾、胃经。

【应用与鉴别】

1. 用于消食开胃。麦芽有助于淀粉性食物的消化，具有营养作用，能消食和胃，适用于治疗米、面、黍、芋等食物的停滞，对小孩乳积不化最为适宜。所以小儿吐乳，用单味麦芽煎汤即效。

2. 用于快膈消食。如《证治准绳》的麦梅丸，即麦芽、乌梅、陈皮、茯苓、人参、附子、肉桂成方，方中以麦芽为主药，消食化积。本方是麦芽与温中补阳药配伍的范例。

3. 用于妇女断乳或乳汁郁积所致的乳房胀痛等症。麦芽有回乳之功，可每天服用生、炒麦芽各 30 ～ 60g，煎之分服，即有神效。《丹溪心法》治产妇无子食乳，乳房胀痛，令人发热恶寒，用大麦芽二两，炒为末，每服五钱，白汤调下。

4. 我临床常用生麦芽 15 ～ 30g。治疗月经前乳房胀和乳腺增生，均效果显著。特别是对胀的方面效果突出。

5.《医学衷中参西录》载："大麦芽，能入脾胃，消化一切饮食积聚，为补助脾胃药之辅佐品，若与参、术并用，能运化其补益之力，不致作胀满，为其性善消化，兼能通利二便，虽为脾胃之药，而实善舒肝气。夫肝主疏泄为肾行气，为其力能舒肝，善助肝木疏泄以行肾气，故又善于催生。至妇人乳汁为血所化，因其善于消化，微兼破血之性，故又善回乳。"

6. 鉴别。浮小麦是小麦之浮于水面者，主敛汗。麦芽是大麦浸水所发的芽，主消食。生麦芽消食偏于胃中有热，更能疏肝。炒麦芽消食偏于胃中有寒湿，炒麦芽消食积停滞之力更大。

【用量】10 ～ 15g，大剂量 30 ～ 120g。

**神曲：消食和胃。主治食积胀满，泻痢发热。**

【性味、归经】甘、辛、温。归脾、胃经。

【应用与鉴别】

1. 用于消食和胃。神曲善于消化水谷，适用于饮食积滞、消化不良等症，多配伍其他消食及行气除满药应用。如《太平惠民和剂局方》以神曲配伍麦芽、干姜、乌梅，能助消化，温中散寒，对开胃消食功效最为显著。

2. 用于赤白痢疾。如《证治准绳》之六神丸，即神曲、麦芽、茯苓、枳壳、木香、黄连，研为末，神曲末为糊合丸，治疗赤白痢疾。

3. 用于丸药中有金石药品难以消化吸收者。可用神曲糊为丸以助消化。如磁朱丸，磁朱丸又名神曲丸，“滋阴明目把肾安，眼差昏花二物现，好似身行云雾间”。还有万事牛黄清心丸，若胃弱者制丸剂服用时，也可以用神曲煮糊为丸，不管什么病，若证属胃热的想要配丸药，可用神曲煮糊为丸。

4.《本草纲目》载：“消食下气，除痰逆霍乱泄痢胀满诸气。”

5. 鉴别。相传神曲于农历五月五日或六月六日或三伏天，用面粉 100 斤，赤小豆、杏仁去皮尖各 2 斤，鲜辣椒、鲜青蒿、鲜苍耳子各 10 两，取自然汁，做成小块放在筐内，再以麻子叶，如造酱黄法，待生黄衣，晒干即成神曲。

神曲有神效，故名神曲，因药方中有六味药，又名六神曲，原产福建，又名建神曲，以范志所制的最佳，故又名范志曲。后世推而广之，又有不同的加味，如加沉香以理气，名沉香曲；加半夏以化痰，名半夏曲；加黄牛肉煎汁炼膏（即霞天膏）和半夏末为曲以健胃，名霞天曲；加杏仁治咳嗽，名寒食曲。其中最普遍的名叫六神曲。现在药房有建神曲，也是六神曲加味而成的，可能有十几味药，还有待查考。

【备考】神曲、麦芽、山楂三味药炒焦合用，名焦三仙。我最近两次去石家庄。有些学子跟我说讲课内容太多，有时候吸收不了，希望我能讲少一点，更有利于同学学习。所以我今天就讲两味，原来想把消化药山楂、谷芽都讲了，今天就讲到这儿。

【用量】10 ～ 15g。

张炳厚
2019-11-03

各位学子，张氏医门零金碎玉微信小课堂第83讲。

**谷芽：和脾胃，增饮食。**

【性味、归经】甘、平。归脾、胃经。

【应用与鉴别】

1. 用于食积停滞、消化不良。谷芽具有消化之性，是常用的消食和中健脾开胃药，其作用较麦芽和缓，故能促进消化而不伤胃气，每与补脾健胃药合用，如《澹寮方》之谷神丸，即以谷芽配伍砂仁、白术、炙甘草，以补脾健胃，启脾进食，谷芽得白术、甘草消食而不耗伤脾胃之气，白术、甘草得谷芽补土而无壅中之患，为通补法之良好范例。

2. 鉴别。生谷芽和胃气，生津液；炒谷芽，健脾胃，助消化；炒焦谷芽，消食偏于化积。有时单用一味谷芽，有时生熟同用，不仅消食和胃，且能补益中州。不似麦芽，偏于消克。

【备考】新谷之米，发胀之力大，脾胃弱者，服之不适宜；陈久之米，名陈仓米，可以止大便泄泻；舂米，食之杵头糠，能治噎膈。

【用量】10～15g。

**山楂：消食积，散瘀滞。**

【性味、归经】酸、甘、微温。归脾、胃、肝经。

【应用与鉴别】

1. 用于消食积、破气。山楂能健脾助胃，促进消化，为消肉食积滞之要药。《简便方》用单味山楂水煎服，即有效。

2. 用于肉积、不消化、饱胀、腹痛等症。如《证治准绳》之匀气散，用山楂、木香、青皮制成散剂，更能增加芳香健胃、消胀止痛之效。

3. 用于瘀滞。山楂善入血分，能化瘀散结，如朱丹溪经验方独圣散，即以山楂煎之，加砂糖、童便服之，治疗产后恶露不尽，近来多与活血止痛药当归、川芎、延胡索、益母草等同用，增加疗效。

4.《丹溪心法》之保和丸，组成为山楂、神曲、半夏、连翘、陈皮、茯苓、莱菔子，用开水或炒麦芽煎汤送之，治疗食积停饮、腹痛泄泻。方中山楂、神曲、麦芽、莱菔子均能消食，山楂酸温，消肉食最佳，神曲辛温，蒸酵，又能醒酒悦胃，除陈腐之积，麦芽能消食和中，适用于米、面、黍等停滞者，对小儿乳积不化尤为适宜，莱菔子擅于消面积，更能豁痰下气，更能消胀通膈，配以半夏、陈皮、茯苓和胃祛湿，连翘芳香散结清热，诸药合用，共奏和胃消食之功。伤食之证由于饮食过度，恣啖酒肉油腻所致，即《素问》所言“饮食自倍，肠胃乃伤”。饮食过度则脾运不济，食滞上脘，有上逆之势，当以吐法，饮而越之。食停下脘，有坚结之形，又当以下法攻之。食停中脘，积之未甚，但见中脘满闷、嗳气、嗳腐不食、腹中饱胀之症，此即没有停上脘之上逆之势，如此吐下两法均不适宜，唯以平和之品消而化之，故以本方有保和之称。

4. 有关保和丸的类方，《丹溪心法》有大安丸，为保和丸加白术，治食滞脾虚及小儿食滞。《医方集解》之小保和丸，以保和丸去半夏、莱菔子、连翘，加白术、白芍，能助脾进食。以上两方均有三仙，此不赘述。《医级宝鉴》之保和丸，在保和丸中加入麦芽一味。

5. 鉴别。焦山楂消肉食，偏于兼腹泻者，焦麦芽消面食，偏于不泻不热者，焦神曲消谷食，偏于兼发热者。

【用量】10 ～ 15g，大剂量 30 ～ 120g。

**鸡内金：消食积，助胃纳，止遗精，遗尿。**

【性味、归经】甘、平。归脾、胃、小肠、膀胱经。

【应用与鉴别】

1. 用于消食积。鸡内金功能健脾胃，助消化，为消食化积之效药，因为动物弱于齿者必强于胃，所以有健脾胃理肠的作用，用于饮食停滞所见的各种证候。如《备急千金要方》独用鸡内金一味，治反胃、吐食由于消化不良者。《医学衷中参西录》之益脾饼治脾虚、少食、完谷不化之泄泻，即用鸡内金配伍白术、干姜、枣肉而成，这是与理中补脾药合用的形式。对于因酒成痰积者，如《袖珍方》用鸡内金配伍葛根水煎服治疗因酒成积很有效果。

2. 用于止遗尿。因鸡内金入膀胱经，故用于遗尿，如《万病回春》之鸡肶胵散治疗小儿遗尿，胵即鸟兽五脏的总称，以鸡内金连鸡肠炙为末服，我临床以鸡内金与三尺鸡肠炖汤当汤药服治疗遗尿有一定效果。

3. 近代有人认为鸡内金降血脂，因鸡内金能消食化积，所以有降血脂之功。鸡内金尚有化坚消食之功，可用于泌尿系结石和胆结石，常与金钱草同用。

4. 鉴别。乌骨鸡为血肉有情之品，能补肝家之血液亏虚；鸡内金为消磨水谷之物；鸡屎能消臌胀；鸡卵中白皮名凤凰衣，能治久咳喑哑。

【备考】鸡内金为鸡胃内之黄皮，鸡胃消化力最强，故能助人消化。

【用量】3 ～ 9g，研粉吞服，每次 3g，效果比煎剂好。

【消导药结语】本章介绍了神曲、麦芽、谷芽、山楂、鸡内金等常用消导药，诸药均能消化宿食，宣中导滞，炒焦更能增强其消导力量，其中神曲、谷芽偏消谷食，麦芽偏消面食，山楂偏消肉食，但临床所见宿食，原因多非一种，故上述药品都可以合而应用。

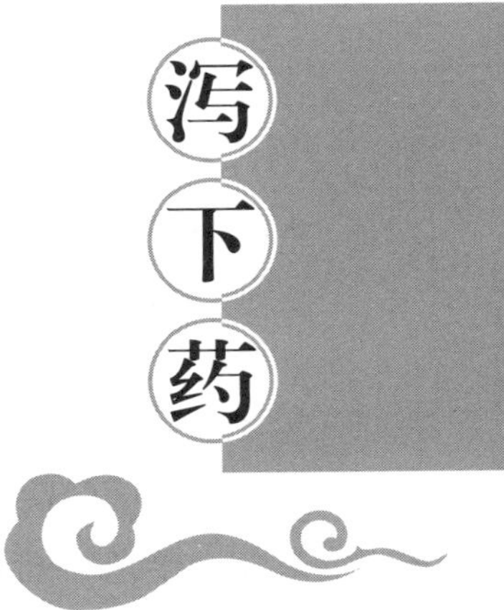
泻下药

**张炳厚**

2019-11-03

各位学子，张氏医门零金碎玉微信小课堂第 84 讲。

凡能引起腹泻或滑润大肠，导致排便的药物均称泻下药。

泻下药的主要作用分为两点：一为清除肠内宿食燥屎以及其他有害物质，使之从大便排出，二为清热泻火，使实热壅滞，通过泻下而得以排便，此为泻下药，如与逐水破瘀药同用，可以增加逐水破瘀的功效。

泻下药的分类可分为攻下与润下二类，攻下药功逐力猛，适用于正气未衰的里实证。润下药药力缓和，具有滑润效果，能解除排便困难，又不至于引起腹泻，凡是久病正虚、年老体弱及妇女胎前产后、月经期等，由于血虚或津液不足所致的肠燥便秘等症，均可应用，效果很好。对于里实而又正虚之证必须有适当的补药与之配伍，使泻里实而不伤正气。

攻下药类所列药物多气味苦寒，适用于宿食停滞，大便不通所引起的各种里实证候，以其性偏寒凉，具有清热泻火作用，适用于实热壅滞、燥屎坚积者，其中有些药物可以治疗寒积便秘，但必须配伍温里药，若腹胀而气机不畅者，可配行气药同用。

**大黄：通肠利胃，破积行瘀。主治脾胃中宿食停滞，**

**利水消肿，攻下瘀血，治女子经闭、痈肿疔毒以及湿热黄疸。**

【性味、归经】苦、寒。归脾、胃、大肠、肝、心包经。

【应用与鉴别】

1. 用于攻积导滞。大黄苦寒泻热，有较强的攻下作用，主要治疗肠胃有积滞、大便不通或溏而不爽、腹胀满及热结便秘、壮热、苔黄、神昏谵语等症，每随其病情不同，与芒硝、枳实、厚朴等配伍使用，如大、小承气汤即是典型方剂。峻下宜生用，缓下宜熟用。

2. 用于泻火凉血。借大黄下行能泻血分实热之功，主治某些火热上炎之证，如《金匮要略》的泻心汤，即大黄、黄连、黄芩，治火热上溢而吐血、衄血等症，泻心汤治吐血、衄血主要是通过清热降火的作用，以收止血之功，因为气随血行，气火下降，血行亦渐趋宁静，所以前人有泻心即是泻火之说，泻火即能止血。泻心汤虽以大黄为君，然未配芒硝，其意不在于通便，而在于苦寒泻火，化湿泄热，又未佐用枳实、厚朴，可知腹痛未见胀满，主要是由于湿热内蕴，非宿食积滞可比。李时珍说泻心汤是泻脾之湿热，非泻心也。这一段非常重要，主要是区别与大承气汤用大黄、芒硝、枳实、厚朴不同，下节讲芒硝时主要讲大承气汤的功用主治，再学这一段就全明白了。再如《传信方》，以大黄加入四物汤中，主治目赤暴痛。再如《伤寒论》的茵陈蒿汤，用大黄配伍大黄、栀子成方，主治伤寒七八日，身黄如橘子色，小便不利，腹微满之证。

3. 用于逐瘀通经。大黄有活血逐瘀及引血下行之功，故常与活血调经药同用，颇能增强效果。下瘀血汤，以大黄配伍桃仁、䗪虫成方，治产后腹痛，有干血著脐下。又如《医林集要》之无积丸，即独用大黄一味，分成4份，分别以童便、醇酒、红花、当归炙过为末，蜜丸服之即效。也就是把大黄分为4份，1份用童便，1份用醇酒，1份用红花，1份用当归，炙后为末，炼蜜为丸，治瘀血凝滞经血不通者，服之甚效。

4. 用于跌打损伤。即以大黄与当归研末为方，酒调服，治疗跌打损伤，瘀血在内，胀满等症。

5. 用于烫火伤。即作为热证肿痒的外敷药用，有清热解毒的作用。

6. 鉴别。大黄苦寒沉降，气味俱厚，力猛善走，泻下通便直达下焦，又能深入血分。生用攻下力猛，制后下力较缓，少用有健胃作用。

【备考】大黄不宜久煎，一般多后下，缓煎，用开水泡，另冲服都可以。我临床用大黄时，比如大便干，用量10g，大黄多一点，特别是生大黄，开始就同煎，所有药都一起煎，如果大便还干，就后下，后下力量强。

【用量】3～12g。

**芒硝：泻热导滞，润燥攻坚。主治食积便秘，消食滞内停，能够软肠中之燥屎，大便不通，绕脐作痛拒按。**

【性味、归经】苦、咸，寒。归胃、大肠经。

【应用与鉴别】

1. 用于荡涤内热，润燥软坚。芒硝咸寒软坚，能软化燥屎，主治肠胃有实热积滞所导致的大便干结，每与苦寒泻下药配伍同用，即《内经》所说的热淫于内，治以咸寒，佐以甘苦的用药方法。如《伤寒论》大承气汤，对于有热邪与水饮的实证，则泻下药与逐水药配伍，如《伤寒论》的大陷胸汤。

2. 下边必须介绍大承气汤、小承气汤、调胃承气汤三方临床应用与鉴别。首先讲大承气汤，即大黄、厚朴、枳实、芒硝成方，功能峻下热结，第一，主治阳明腑实证，日晡潮热，神昏谵语，矢气频转，大便不通，手足濈然汗出，腹满按之硬，舌苔焦黄起刺，或焦黑燥烈，脉迟而滑，或见沉迟者。第二，热结旁流，下利清水臭秽，脐腹疼痛，按之坚硬有块，口舌干燥，脉数而滑，或滑实有力。第三，主治热厥痉病，或发狂，属里热实证者都可以使用本方。大承气汤适用于阳明证，热极入里，转成腹实证，常见有日晡潮热，神昏谵语，大便不通，按之僵硬，同时有口舌干燥，手足汗出，矢气频转，舌苔焦黄起刺，或黑燥烈。这些都是大承气汤主治的症状。大承气汤的适应证，前人归纳为痞、满、燥、实四个字，痞是自觉胸腹间气机阻塞不舒，有加重的闷塞感，胃脘按之板硬，满是自觉胃腹胀满，按之有抵抗感，燥是指肠中粪便既燥且坚，此时以手按之腹部坚硬，实是指肠内有燥屎、宿食等有形实证，多见便秘或下利后腹满等症。本方四味即针对痞、满、燥、实而言，枳实消痞散结，厚朴除满行气，芒硝润燥软坚，大黄攻下除实，因此使用本方应该以痞、满、燥、实为依据。如果误用了大承气汤会损伤里气，出现寒中结胸、痞气等变证，应加注意。此外应用大承气汤时，还需要注意证候，一般以脉实为主，如热实壅结，可见脉滑而数，如证虽属实脉反虚，断不可用大承气汤。如果证实脉虚，也以脉为主，免得出现真热假寒证，这叫弃证从脉。大承气汤的煎煮法也十分讲究，先煎枳实、厚朴，再煎大黄，最后煎芒硝。大黄、芒硝煎煮时间短，可以增加泻下作用。如柯韵伯所说："生者气锐而先行，熟者气钝而和缓。"张仲景欲使芒硝先化燥屎，大黄继而通地道，最后枳实、厚朴除其痞满，用时应该如法煎服。下面讲小承气汤，即大黄、厚朴、枳实成方，主治阳明腹证，谵语，便硬，潮热，胸腹痞满，舌苔老黄，脉滑而积者，痢疾初起，腹痛难忍，或胀闷，里急后重，都可以用小承气汤。最后讲调胃承气汤，即大黄、甘草、芒硝成方，先煎大黄、甘草，去渣，再纳入芒硝，用微火煮之令其沸，少少温服之，治阳明病，恶热，口渴，便秘，腹胀拒按，舌苔正黄，脉滑数者。小承气汤与大承气汤比较，药少芒硝一味，其主治证候仅具有痞、满、实三证，而燥证没有具备，阳明有形食积尚未达到干燥而坚的程度，所以不用润燥软坚的芒硝，但肠中积滞已成，与热邪相搏而致胸腹痞满、潮热谵语、便硬等症，宜用大黄攻积热，厚朴攻下利气除满，枳实消积散结。调胃承气汤用大黄、芒硝、甘草，而不用枳实、厚朴，可见其主证是燥热内结之证，配伍甘草取其和中调胃，下而不伤正气，故名调胃，以其作用来讲，调胃承气汤较小承气汤平和，适用于阳明腹实证较轻者，此外对于肠胃燥热引起的发斑、头痛、口舌生疮等症，治疗也宜用本方。

3. 局部应用，主要能清热泻火，治疗外面有火、中毒的症状。

4. 鉴别。硝岩经煎炼上面结出细芒如锋者名芒硝，凝底成块者为朴硝，经炮制后入空气中经风化而成白色粉末谓之风化硝或元明粉。朴硝、芒硝、风化硝、元明粉，功用相同，但作用有轻重之别，元明粉力量最缓。

【用量】10 ～ 15g。外用适量。

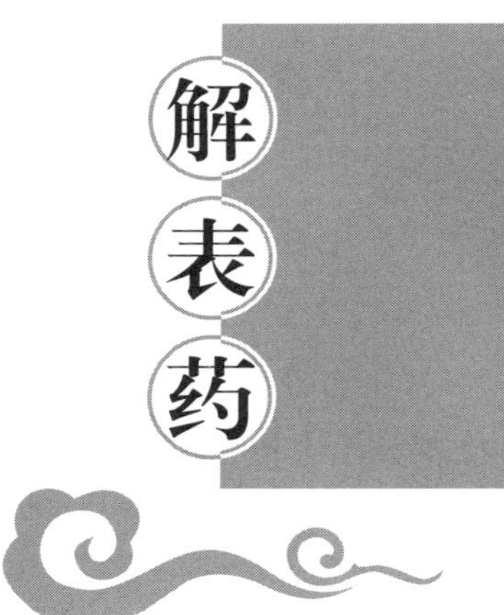
解表药

**张炳厚**

2019-11-10

各位学子，张氏医门零金碎玉微信小课堂第 85 讲。

为什么讲解表药？中医理论认为，善治者，治皮毛，表不解，可以内传导致许多疾病，含中医治未病之意。另外外感可以引发各科多种疾病，对病重和高龄患者感之，往往危及生命。解表药是发散表邪、解除表证的药物。外邪侵入人体，常先入肌表，当邪在肌表时，产生发热、恶寒、头痛等表证，此时可用解表药。解表药分为辛温解表和辛凉解表两大类，但我只讲重要的几味，让大家知道其同类药的应用与鉴别即可。

# 辛温解表药

**麻黄：发汗解表，宣肺平喘，利水消肿。**

【性味、归经】辛、微苦，温。归肺、膀胱经。

【应用与鉴别】

1. 麻黄配桂枝有发汗作用。

2. 麻黄配杏仁有止喘作用。根据我的经验，用麻黄、杏仁平喘，用量必须要大，我多用 15 ～ 30g，效果甚佳。

3. 麻黄配甘草冷服可治肺闭水肿。

4. 麻黄配熟地黄散阴分寒邪，治阴疽癥瘕等症。

5. 鉴别。麻黄发汗的多少与配桂枝的量相关，麻黄量多于桂枝，则发汗力量大；用麻黄无意发大汗时，要麻黄与桂枝同量或麻黄量少于桂枝。

【用量】2 ～ 10g。生麻黄发汗力强，蜜炙麻黄发汗力弱。解表生用，平喘炙用。

**桂枝：和营，通阳，利水，下气，行瘀，补中。**

【性味、归经】辛、甘，温。归心、肺、膀胱经。

【应用与鉴别】

1. 桂枝为太阳引经药，与芍药配伍可治太阳中风。

2. 桂枝能达四肢，可治中风的肢节疼痛。我治疗以四肢疼痛为主的痹证，用桂枝多用到 20 ～ 30g，效果甚佳。同时，桂枝又是四肢的引经药，用引经药时剂量不宜过大，

10g 即可。

3. 桂枝可壮心阳，治心下水饮，如苓桂术甘汤。

4. 桂枝配芍药加饴糖，可治中虚胃痛，如小建中汤。桂枝配茯苓治膀胱蓄水，治疗肾积液甚有效果。桂枝配桃仁可治疗胞室蓄血，如桃仁承气汤。

5. 鉴别。桂枝配麻黄可发汗，桂枝配芍药能止汗，二者的用量有待研究。

【用量】3 ～ 10g。

**生姜**

【性味、归经】辛，微温。归肺、脾经。

【应用与鉴别】生姜皮辛凉，行皮水，能治皮肤水肿；生姜汁辛温，辛散胃寒力量强，多用于呕吐。干姜辛温，温中散寒，回阳通脉，温脾寒力量大；炮姜味辛苦，走里不走表，温下焦之寒；炮姜炭性温，偏于温血分之寒；煨姜苦温，偏于温肠胃之寒。

【用量】3 ～ 10g。

**紫苏：芳香气烈，外合皮毛，泻肺气而通腠理，上则通鼻塞，清头目，为风寒外感的灵药；中则开胸膈，行脾胃，宣化痰饮，解郁结而利气滞。**

我临床使用解肝煎时常重用紫苏梗 15 ～ 20g。

【性味、归经】辛，温。归肺、脾经。

【应用与鉴别】

1. 紫苏叶发散风寒，偏于走肺，常配其他解表药同用；紫苏梗重在理气安胎，我常用之，安全有效，常配伍陈皮、砂仁。

2. 紫苏子长于降气祛痰镇咳。紫苏叶背面都是紫色，杂紫苏叶色青灰，质劣。

【用量】3 ～ 10g。

**细辛：主治少阴病恶寒反发热，风寒饮邪客肺之咳逆上气，倚息不得卧，百节拘挛，风寒湿痹，尤其是眉棱骨疼痛。我临证多用 10 ~ 15g。**

【性味、归经】辛，温。归肺、肾经。

【应用与鉴别】

1. 细辛通阳气，散寒邪的力量很强，能祛内外之寒邪。细辛辛温香窜，善发散风寒之邪，故风寒入里而在阴经，欲引使之外达，宜用细辛，常和麻黄、附子同用，如麻黄附子细辛汤。

2. 用于化肺家痰饮。常与干姜、五味子同用，如小青龙汤。小青龙汤的姜、辛、味用量，我的剂量是细辛 5g，干姜 5g，五味子 6g。再如《金匮要略》之苓甘五味姜辛汤，也是用细辛与五味子配伍，细辛辛以开肺，五味子酸以敛肺，开合共济，深得配伍之妙。

【备考】细辛味辛而厚，气温而烈，使用较难，江南一带有细辛不过五（五分）之说，故用量虽不可拘泥，但亦不可不慎。我临床在认定细辛无毒的前提下，在辨证缜密时重用细辛 10 ～ 15g，特别是与熟地黄配伍治疗痹证时常用 20g 以上，只见利而未见害，也未见过其他人使用有不良反应。

【用量】2 ～ 5g，丸散剂 0.5 ～ 1g。

**荆芥：祛风解表。**

【性味、归经】辛，平。归肺、肝经。

【应用与鉴别】荆芥穗发汗力大于荆芥，有汗用炒荆芥，无汗用荆芥穗，入血分用荆芥炭。荆芥发汗祛寒似麻黄，但麻黄猛勇，荆芥较为和缓，所以麻黄偏于祛太阳背寒，荆芥偏于祛周身之寒。荆芥别名假苏，性味辛温，类似紫苏，但荆芥辛而不烈，温而不燥，属微辛微温之品，与紫苏偏于辛温力强者不同，所以伤寒温病属于感冒者无论是风寒、风热者，荆芥皆可应用。

【辛温解表药结语】麻黄、桂枝祛寒偏于太阳背部，荆芥祛寒偏于周身而无定处。麻黄配桂枝能发汗，桂枝配芍药能止汗，紫苏发散风寒偏于肺家气分，荆芥发散风寒偏于肌表卫分，辛夷治外感风寒引起的头痛，并能通气，且力量较细辛为强，而细辛以通周身之气为强。

【用量】3 ～ 10g。

## 辛凉解表药

发散风热的药物有两大特点，一是药味辛凉，有发散风热的作用，适用于风热表证。二是发汗作用较为和缓。

**桑叶：疏风清热，搜肝风，清肝明目，清肺燥。**

【性味、归经】苦、甘，寒。归肺、肝经。

【应用与鉴别】

1. 用于疏风散热。本品轻清发热，善能清疏肺经及在表的风热，常与金银花、连翘、薄荷等配伍，如桑菊饮，主治风温发热咳嗽及风热感冒，邪在卫分者。

2. 用于搜肝风，清肝明目，疗目疾。治疗目赤涩痛或风眼下泪，属于风热者可用本品煎汤温洗。又可配黑芝麻等份炼蜜为丸，如桑麻丸，主治肝阴不足，眼目昏花，取其甘寒，以清肝明目。

3. 用于清肺燥，燥邪客肺。桑叶清肺燥作用在临床用之甚多，如清肺润燥典型方剂有桑杏汤、清燥救肺汤、沙参麦冬汤。桑杏汤和清燥救肺汤中，桑叶均为君药。

4. 鉴别。①桑叶与菊花合用，桑叶解表力较强，菊花清肝力较强。②寒凝肌表，气不能化，当用桂枝以宣之；热壅肌表，气不能化，当用桑叶以散之。③上焦温病，发热头痛重者，配伍菊花，如桑菊饮。④桑叶与薄荷均为发散头部风热之药，但桑叶弱于薄荷。⑤桑叶主清风热，偏于头目；桑枝能通达四肢，可作四肢的引经药；桑白皮主泻肺火，通水道；桑椹子补肾阴，乌须发；桑寄生主要用于安胎及治疗腰痛，本人经验重用桑寄生 40 ～ 50g，可治疗足跟痛，如配熟地黄 30g，效果更好。

【用量】5 ～ 10g。

**菊花：清散风热，平肝明目，清热解毒。**

【性味、归经】辛、甘、苦，微寒。归肝、肺经。

【应用与鉴别】

1. 长于清上焦邪热。用于风热头痛及头部发热较重者，杭菊花（黄菊花）清透疏风效果好，如桑菊饮治风热眼痛，常与防风、白蒺藜配伍，如《普济本事方》之菊花散，白菊花养肝明目效果好。如杞菊地黄丸又治肝风内动、肝阳上升导致的头昏、目赤、耳鸣、头晕、头胀，常与生地黄、生石决明、白芍等配伍，以奏平肝息风之功。我的经验方加味滋生青阳汤中现在用的野菊花，以后都改为白菊花。野菊花清热解毒，能够疗疔疮，但是药理实验证明白菊花有降压作用，所以现在我改为白菊花。

2. 鉴别。菊花偏于清邪热而平肝，野菊花偏于泄热而解毒。防风祛周身骨节之风偏于风寒者，菊花去游风偏于风热者。我菊花常用量为 10 ～ 20g，野菊花常用量为 15 ～ 30g。

【用量】10 ～ 20g。

**薄荷：疏散风热，清利头目，利咽透疹，疏肝行气。**

【性味、归经】辛、凉。归肝、肺经。

【应用与鉴别】

1. 薄荷性味辛温，但为什么许多本草书把它放在辛凉解表药里面呢？因为薄荷对发散风热有特殊的效果。许多医者都说薄荷性温而用凉，薄荷能发汗、祛风热、清头目、舒肝郁。薄荷轻清发散，擅解风热之邪，如银翘散。

2. 用于清利头目。用于风热上攻之证，还能清利头目，其气清性凉，常配清热之黄芩、桔梗等，如《赤水玄珠》之茶调散；还常用于风热壅盛的咽喉肿痛，常与桔梗、荆芥、僵蚕、防风等配伍，如《喉科指掌》之六味汤，是咽喉秘籍方。

3. 薄荷辛散之力最强，能疏肝气，解肝郁，如逍遥散用薄荷。

4. 鉴别。有汗时宜炒用，祛其辛味，减低解表之力，以防汗出过多。入药以苏产者为佳，薄荷梗长于理气而通经络。薄荷炭入血分、阴分，以清血分、阴分之风热和虚热。龙脑薄荷又称鸡苏，散热解毒均较薄荷力强，凡口舌、牙龈腐臭，用本品煎汤漱口，妙不可言。以薄荷为君药的方剂有《证治准绳》之薄荷汤，方剂组成为薄荷叶、羌活、全蝎、麻黄、甘草、僵蚕、天竺黄、白附子，治疗鼻塞不通及夹惊伤寒，极热变蒸。

【用量】2 ～ 10g。

**柴胡：少阳经引经药，和解枢机，疏达肝气，提升清气。**

【性味、归经】苦、辛，微寒。归心包络、肝、三焦、胆经。

【应用与鉴别】

1. 柴胡治邪热在半表半里，少阳之寒热往来。桂枝治邪热在营卫，太阳表证之发热恶寒。葛根治邪在肌层，阳明经之但热无寒。银柴胡可清解阴分虚热，软柴胡，即四川产的柴胡，善发散因外感之发热。

2. 柴胡分竹叶柴胡、红柴胡、软柴胡等，是以形态划分的，北柴胡、银柴胡等品种不同，是以产地划分的，又有醋柴胡、鳖甲炒柴胡之分，是以炮制划分的。

【用量】3 ～ 10g。

【辛凉解表药结语】桑叶、薄荷均为发散头部风热之药，但桑叶较薄荷力量较弱，桑叶与菊花同用，菊花清头部及全身之风热，清肝之力较强，桑叶解表力较强。升麻、葛根皆能散阳明肌腠之邪热，葛根横行而拔邪外出，升麻则上升而透发邪气。升麻、柴胡皆为轻清上升，但柴胡宣半表半里少阳之邪，疏解肝胆之郁遏，升麻宣解阳明肌腠，升脾胃之郁结。苍耳子治头痛之偏于热者，多与薄荷合用，以助薄荷之发散。蝉蜕质轻，以其质轻散发热，助其他发汗药之疗效，特别是对于破伤风、发痉效果尤良。中药饮片中，动物贝壳皆降，唯蝉蜕独升，质轻故也。